Keramikimplantate

Risiken vorbeugen,
Gesundheit sichern!

Dr. med. dent. Rolf Fankidejski, MMSc.

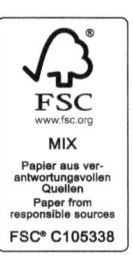

Dr. Rolf Fankidejski:
Keramikimplantate:
Risiken vorbeugen, Gesundheit sichern!
Bibliografische Information der Deutschen Nationalbibliothek:
Die Deutsche Nationalbibliothek verzeichnet diese Publikation in der Deutschen
Nationalbibliografie; detaillierte bibliografische Daten sind im Internet über
www.dnb.de abrufbar.

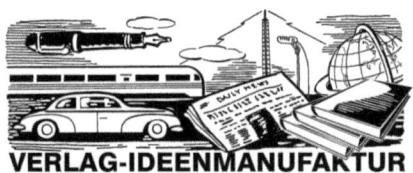

VERLAG-IDEENMANUFAKTUR

ISBN 9783752888478
© 2018 Dr. Rolf Fankidejski

Gesamtlayout: Alois Gmeiner
Coverfoto: Darren Baker / fotolia.de
Bilder, Abbildungen, Fotos: © Rolf Fankidejski;
Abb. 48+71 und Implantate Kapitelanfang: © Swiss Dental Solutions

www.ideenmanufaktur.info
Herstellung und Verlag: BoD – Books on Demand, Norderstedt

Inhaltsverzeichnis

Vorwort

Ihre Gesundheit steht im Mittelpunkt

In Zeiten, in denen die Umweltbelastung zunimmt, ist es immer wichtiger ein intaktes Immunsystem zu haben. Ein Großteil des verfügbaren Potentials des Immunsystems muss rund um die Uhr genutzt werden, um Störungen des Organismus in Schach zu halten. Diese gehen hauptsächlich vom Mund aus. Solche Störungen werden vor allem von Amalgamfüllungen, Metallen und wurzelbehandelten Zähnen ausgelöst. Aber auch sogenannte NICO´s, nekrotische Kieferareale ohne knöcherne Struktur, können dazu beitragen.

Diese Störfelder beeinträchtigen aber nicht nur unsere Mundgesundheit, sondern können durch Fernwirkungen teils schwerwiegende allgemeine chronische Erkrankungen auslösen oder verstärken.

Sie werden sich fragen: Was hat das mit Keramikimplantaten zu tun?

Im Gegensatz zu Titanimplantaten sind Keramikimplantate biologisch völlig neutral (siehe weiterführende Literatur im Anhang). 10 bis 15 Prozent aller Patienten haben heute schon eine Überempfindlichkeit gegen Titan. Mit einem Test kann dies auch gemessen werden.

Was aber, wenn die Titan-Unverträglichkeit nach der Implantation erworben wird? Warum sollten wir Risiken eingehen? Implantate sollten idealerweise ein Leben lang halten. Haben Keramikimplantate im Vergleich mit Titanimplantaten denn überhaupt Nachteile? Darüber wird gerade im Netz sehr viel geschrieben. Dies geschieht aber meist ohne wissenschaftlichen Hintergrund und ohne eigene Erfahrung. Da kann man über hohe Misserfolgsquoten, Brüche und höhere Kosten lesen.

Dieses Buch soll Sie über gesundheitliche Zusammenhänge aufklären.

Sie werden sehen, wo die Vorteile und Risiken von Keramikimplantaten liegen. Weiterhin werden Sie erfahren, was Sie tun können, um ein Implantat sicher einheilen zu lassen und gesund zu erhalten. Dabei unterstützen Sie ganz nebenbei auch Ihre Allgemeingesundheit. Es ist erstaunlich, welche Erfolge die biologische Zahnheilkunde bei chronischen Erkrankungen erreichen kann.

Sie erhalten einen Einblick in die Systematik einer erfolgreichen Implantation. Sie sehen, wie Sie in wenigen Sitzungen erfolgreich und ästhetisch behandelt werden können. Minimalinvasiv aber gründlich.

Die Verantwortung für den Implantologen ist groß. Er muss akribisch genau planen und implantieren. Hier spielt die 3D-Diagnostik eine entscheidende Rolle. Diverse Gesundheitsparameter (D3- und LDL-Spiegel) müssen beachtet werden. Das Material Keramik verhält sich in der Anwendung anspruchsvoller als Titan.

Gemäß unserem Praxismotto
Risiken vorbeugen – Gesundheit sichern
sollen Sie erkennen können, welche Behandlung für Sie,
insbesondere auf lange Sicht,
die richtige sein wird.

Mai 2018
Dr.med.dent.
Rolf Fankidejski MMSc.
Spezialist für Implantologie und Parodontologie

Kapitel 1

Biologische
Zahnheilkunde

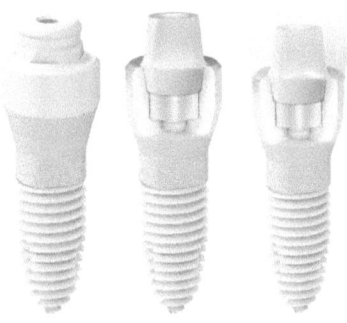

1.a. Zähne wirken im gesamten Körper

Schon wieder das Wort biologisch!

Wir verstehen unter biologischer Zahnheilkunde eine Zahnmedizin, welche den Bioorganismus „Mensch" „bio-logisch" betrachtet und behandelt. Die Wechselwirkung des Mundes mit dem Körper ist logisch, denn nahezu alle Sinnesorgane sind um das Kauorgan angeordnet und das Gehirn befindet sich in unmittelbarer Nähe.

Der Mund ist die einzige Körperregion in unserem Organismus, welche mit Schwermetallen, Metalllegierungen, giftigen Materialien, toten Körperorganen und Entzündungen durchsetzt sein kann. Deshalb kann ein erheblicher Teil aller chronischen Erkrankungen durch Störungen im Kauorgan begründet sein.

1.b. Die Umwelt verändert sich – der Körper reagiert

In unserer Umwelt gibt es verschiedene Bereiche, welche unsere Gesundheit immer intensiver bedrohen. Besonders aktuell ist die zunehmende elektromagnetische Strahlung in Form von hochfrequenten Gigaherz-Frequenzen im Bereich des Mobilfunks, des WLAN und der DECT-Technologie. Weitere heikle Themen sind die Feinstaubbelastung der Luft, die Schadstoffbelastung des Bodens oder das Mikroplastik in Wasser, Luft und Lebensmitteln. Aber auch die radioaktive Belastung nimmt stetig zu und wird durch Unfälle wie Fukushima zusätzlich exponentiell erhöht.

Die genannten Faktoren wirken sich auf unsere Gesundheit aus.

Einen direkten Zusammenhang gibt es bei Metallen. Die Beimischung von Titanoxid (= E171) in Kosmetika, Sonnencreme, Zahnpasta, Kaugummi und selbst in Joghurt führen zu einer zunehmenden Unverträglichkeit auf Titan, welches in der Ersatzmedizin und Traumatologie immer noch Einsatz findet. In der Zahnmedizin kommt Titan bei Implantaten zum Einsatz. Doch das Titan kann selbst in der reinsten Form „Titan Grade 1" immer noch bis zu 0,20 % Eisen enthalten. Darüber hinaus sind Spuren von Nickel möglich. Erschreckend, wenn man bedenkt, dass 12-15 % der Bevölkerung in Europa allergisch auf Nickel reagieren.

Die bisher genannten Beispiele zeigen deutlich, dass das Immunsystem mit zunehmender Belastung zurechtkommen muss. Immunologische Reaktionen wie Unverträglichkeiten oder Allergien – ob es nun Nahrungsmittel oder andere Stoffe wie Titan betrifft – sind immer häufiger zu beobachten.

Chronische Erkrankungen nehmen ständig zu. Erfreulicherweise führt die explosionsartige Zunahme der chronischen Erkrankungen dazu, dass die Menschen umdenken und eine gesündere und „biologische" Lebensweise anstreben. Bioprodukte sind mittlerweile in jedem Lebensmittelmarkt zu finden, wo sie zu den bestverkauften Produkten gehören. Bio-Märkte boomen. Immer mehr Restaurants setzen glutenfreie oder vegane Speisen auf ihre Karte. Viele Läden und Gaststätten werben mit „bio", „naturbelassen", „regionalen Produkten" – sprich Lebensmittel werden als gesund und wenig belastend ausgewiesen.

Der Trend zu mehr Gesundheit und Lebensqualität lässt sich in anderen Bereichen als Schadstoffreduktion (z.B. in Textilien) und Ressourcenschonung beobachten. Biologische Ernährungs- und Verhaltenskonzepte versuchen eine Antwort auf die zahlreichen Belastungen von Körper und Gesundheit zu geben.

Die Medizin insgesamt arbeitet daran, neue maximal verträgliche und minimal invasive Lösungen zu finden, um den menschlichen Organismus in seiner Gesundung bzw. Gesunderhaltung zu unterstützen. In der Zahnmedizin wird dabei auf Gesundheitsvorsorge, amalgamfreie Zahnsanierung, vollkeramischen Zahnersatz sowie Keramikimplantate gesetzt.

1.c. Warum die Parodontitis für unsere Gesundheit gefährlich ist

Eine anatomische Besonderheit im Mund ist eine potentielle Gefahrenquelle für unsere Gesundheit.

Das Zahnfleisch, der Magen und der Darm gehören zum Ektoderm (= Körperaußenseite), der Knochen jedoch zum Endoderm (= Körperinnenseite). Wenn wir etwas Schädliches essen, dann befindet sich dies im Magen und Darm noch immer im Ektoderm, also auf der Körperaußenseite. Erst wenn die Speise resorbiert wurde, befindet sie sich im Endoderm.

Ist nun der Verbund zwischen Zahnfleisch (= Ektoderm) und Knochen (= Endo-derm) zerstört, dann können Erreger und Toxine direkt wie ein trojanisches Pferd in den Körper gelangen. Die Parodontitis, von der viele Menschen heutzutage betroffen sind, ermöglicht diesen Infektionsweg. Das ist der Grund dafür, dass Zahnfleischentzündungen das Risiko von Herzleiden und anderen Krankheiten begünstigen.

Das Keramikimplantat besitzt die herausragende Eigenschaft, dass das Zahn-fleisch an die Keramik anwächst und somit die „immunologische Türe" fest verschließt. Im Gegensatz dazu wächst an Titan das Zahnfleisch nicht an, was bedeutet, dass bei einem Titanimplantat die immunologische Türe offen stehen kann.

1.d. Warum ist nicht jeder betroffen?

Das ist ähnlich wie beim Rauchen oder beim Alkoholkonsum. Statistisch gesehen sind die Schäden nicht zu übersehen und riesengroß. Trotzdem kennt jeder Mitmenschen, die trotzdem gesund zu sein scheinen. Der kettenrauchende Altkanzler Schmidt ist so ein Beispiel.

Die Schadstoffe wirken auf individuell unterschiedliche Immunsysteme ein. Bis zu einem gewissen Grad, individuell unterschiedlich, kann das Immunsystem die Schädigung kompensieren. Wenn dann, bildlich gesprochen, das immuno-logische Fass randvoll ist, kann es schon ein Tropfen zum Überlaufen bringen. Aufgrund der stärker werdenden Umweltbelastung ist es ratsam, Risiken zu vermeiden bzw. bestehende Risiken zu eliminieren.

Deshalb besteht ein Hauptansatzpunkt der biologischen Zahnheilkunde in der Stärkung des Immunsystems und der Minimierung von Belastungen.

1.e. Störfelder im Mund

In der biologischen Medizin bedeutet „Störfeld" eine Strukturveränderung im Körper, die krankmachende Fernwirkung haben kann. Im Bereich der Mund-höhle sind dies chronische Entzündungsherde, die z.B. von wurzelbehandelten Zähnen oder chronisch entzündlichen Bereichen im Kieferknochen – soge-nannten Neuralgia Including Cavitational Osteonecrosis (NICO's) – ausgehen.

Weston Price, Zahnarzt und Forscher, hat hierfür bereits vor über 100 Jahren den Begriff der „fokalen Infektion" geprägt. Schon damals stellte er einen Zusammenhang zwischen den toten Zähnen und den chronischen Erkrankungen seiner Patienten fest.

Im Folgenden werden 4 Vorgänge skizziert, die unserem Körper schaden. Dann widmen wir uns den relevanten Störfeldern.

4 Mechanismen, die uns krank machen können

1. Silent inflammation – unbemerkte Entzündungsschäden

Wird unser Körper rund um die Uhr durch zwar geringgradige aber chronische Entzündungen belastet, spricht man von „silent inflammation". Doch woher stammen die Entzündungsreize?

Die Ursachen können Kieferentzündungen, sogenannte NICO's oder wurzelbehandelte Zähne sein. Diese Strukturen geben Bakterien oder giftige Stoffwechselprodukte der Bakterien in den Körper ab (bakterielle Translokation).

Im Blut kommt es zu erhöhten Werten von Endotoxinen. Die Folgen können schwerwiegend sein. In diesem Zusammenhang werden Erkrankungen wie Herzinfarkt, Arteriosklerose, Schlaganfall, aber auch Adipositas und Diabetes genannt.

2. Autoimmunerkrankung – Warum der Körper verrückt spielt

Jede unserer Zellen wird vom Immunsystem als eigene Zelle erkannt. Wenn Fremdstoffe an die Zelle andocken, verändert dies die Struktur der Zelle. Das Immunsystem klassifiziert nun diese Zellen als feindlich. Die Autoimmunerkrankung ist die Folge.

Welche Stoffe kommen für diese Schädigung in Frage?

Zum einen können Toxine aus Kieferentzündungen oder aus wurzelbehandelten Zähnen an den Zellen andocken. Aber auch Schwermetalle aus Dentalmaterialien, allen voran Amalgam, docken an unsere Zellen an und verändern die

Oberfläche. Bei Muskelzellen kann so eine Fibromyalgie oder MS resultieren. Handelt es sich um Nervenzellen, so kann dies ALS oder Alzheimer auslösen.

3. Axonaler Transport – Wie kommen die Toxine ins Nervensystem?

Dieses Phänomen erklärt den Transport von Bakterientoxinen über Nervenfasern. So gelangen diese Gifte in das zentrale Nervensystem. Es kann zu Ausfällen großer Nerven wie Trigeminus und Facialis führen. Wird ein Herd oder Störfeld entfernt und damit die Nachschubquelle an Endotoxinen beseitigt, kann es deshalb im Sinne eines „Sekundenphänomens" zu einer urplötzlichen Verbesserung einer Erkrankung im Bereich des Ausbreitungsgebietes dieses Nervs führen.

4. Unverträglichkeiten auf Titan

Beim Eindrehen von Titanimplantaten lösen sich kleinste Partikel und verursachen lokale Entzündungsreaktionen. Im implantatnahen Gewebe werden die Partikel von Makrophagen phagozytiert. Dies führt zur Ausschüttung von proentzündlichen Zytokinen.

Wenn Titan in der Implantologie eingesetzt werden soll, ist ein „Titan Stimulationstest" empfehlenswert um zu klären, ob eine Unverträglichkeit vorliegt.

3 Störfaktoren im Mund

In der Mundhöhle gibt es hauptsächlich 3 mögliche Störfaktoren, die besonders beachtet werden müssen:

1. Wurzelbehandlung – Endodontie

Wenn ein Zahnnerv abgestorben oder irreversibel geschädigt ist, muss gehandelt werden. Dabei können bei akuten Entzündungen erhebliche Schmerzen entstehen. Ist die Entzündung chronisch, kann es durchaus sein, dass sie unbemerkt bleibt. Diese chronische Entzündung ist jedoch in vielen Fällen extrem gesundheitsschädlich, da unser Immunsystem an 7 Tagen 24 Stunden ununterbrochen Abwehrmaßnahmen betreiben muss. Die chronische Entzündung kann zu allgemeiner Mattigkeit, aber auch zu lebensbedrohlichen Erkrankungen führen.

2. NICO – Entzündung des Kieferknochens

Eine noch wenig bekannte Belastung des Immunsystems und der Auslöser diverser Gesichtsschmerzen kann sicher diagnostiziert und beseitigt werden. Es handelt sich um die ischämische Osteonekrose, kurz als NICO (Neuralgia Inducing Cavitational Osteonecrosis) bezeichnet. In diesem Zusammenhang wird auch häufig der Begriff Kieferostitis (Kieferknochen-Entzündung) verwendet.

NICO's sind chronische Erweichungen oder Entzündungen im Kieferknochen, die zum Absterben von Gewebe führen. Häufig liegen nekrotische (abgestorbene) Knochenareale im Kiefer in der Nähe von Nerven. Dies kann mannigfaltige Auswirkungen haben. Die dadurch entstehende Irritation der Gesichtsnerven kann beispielsweise unspezifische Gesichtsschmerzen auslösen, die sich bis zu einer schmerzvollen Trigeminus-Neuralgie steigern können.

Da im menschlichen Organismus komplexe Vernetzungen wirksam sind, können NICO's auch auf andere Körperregionen ausstrahlen. Knochenerkrankungen wirken sich im Gesamtsystem im Sinne einer stummen chronischen Entzündung aus. Dies kann zu unklaren Symptomen, chronischen Beschwerden oder auch Auswirkungen wie Bewegungseinschränkungen führen.

NICO's sind auf einem normalen Röntgenbild leider nicht oder nur sehr begrenzt sichtbar. Glücklicherweise haben sich die medizinisch-technischen Möglichkeiten weiterentwickelt. Durch die digitale Volumentomographie (DVT) ist ein Verfahren verfügbar, das die Strukturen im Bereich einer NICO mit größerer Verlässlichkeit darstellt.

3. Metalle im Mund

Metalle im Mund können zu Schäden führen, das ist mittlerweile allgemein bekannt. Nicht zuletzt aufgrund der immer höheren Belastung durch „Elektrosmog" werden auch Metalle gefährlicher. Im Zeitalter von Handysendefunk, WLAN, Radar und verschiedenen Behördennetzen ist man unweigerlich unterschiedlichsten Frequenzen und elektromagnetischer Strahlung ausgesetzt.

Die in der Mundhöhle stationär eingesetzten Metallversorgungen und Titanimplantate können nun als kleine Antennen mit Sender- und Empfängerwirkung agieren. Die Strahlung wird unkontrolliert verstärkt, es kann zur Erwärmung des umliegenden Gewebes kommen. Die Auswirkungen auf den Körper sind dementsprechend unkontrollierbar.

Um den Körper zu entlasten kann heute völlig metallfrei behandelt werden.

Wie stark und in welcher Weise der Körper auf elektromagnetische Strahlung reagiert, ist ebenso individuell wie die Reaktion des Körpers auf Metalle. Elektrosensibilität kann zu diversen Beschwerden führen, unter anderem zu Konzentrationsmangel, Schlaflosigkeit, unspezifischen Symptomen wie Stechen oder Druck in der Brust, Herzrasen oder Tinnitus.

Wenn sich Metallionen in einem wässrigen Milieu befinden, dann gehen sie in Lösung, sprich sie korrodieren. Man könnte auch sagen, sie „rosten". Dadurch fließt ein Strom. Der Speichel im Mund ist ein wässriges Milieu und bildet durch seinen hohen Mineraliengehalt eine optimale elektrolytische Lösung, in der Metallionen aus allen dentalen Legierungen korrodieren. Hinzu kommt, dass Metalle im Körper wie kleine Antennen wirken, die das Aktionspotential der Zelle stören können.

Spannungsfelder bauen sich auf, die Irritationen im zentralen Nervensystem bewirken. So gesehen sind auch Titanimplantate kleine Antennen für elektromagnetische Felder, welche die elektromagnetische Strahlung aus der Umgebung verstärken können. Um den Körper zu entlasten, können Keramikimplantate eingesetzt werden.

1.f. Heilung und Entspannung

Seit jeher haben Menschen ein autonomes Nervensystem. Bei Gefahren wird der Körper automatisch auf Flucht, Kampf oder Starre konditioniert. Es werden Adrenalin, Noradrenalin und Cortisol ausgeschüttet. Eine Regeneration findet in diesem Modus nicht statt, denn es geht ja um das Überleben (Sympathikus). Wenn die akute Gefahr vorbei ist, wird wieder in den Parasympathikus umgeschaltet. Jetzt kann Regeneration und Heilung stattfinden.

Heute kommt es sehr selten zu richtigen Gefahrensituationen. Jedoch wird dieser Mechanismus auch bei psychischem Stress, z.B. Partnerschaftsproblemen, Anforderungen im Beruf, durch elektromagnetische Strahlungen und Störquellen aus dem Mundraum ausgelöst. Hält der Sympathikus-Zustand längere Zeit an, führt dies zu Regulationsstörungen und in Folge auch zu Funktionsstörungen. Anders ausgedrückt: Man wird krank.

Aus diesem Grund empfehlen wir nach Eingriffen, OP's und Implantationen ein paar Tage ohne Stress zu verbringen, um die Heilung zu unterstützen. Durch die Sanierung nach dem „all in one" Prinzip wird das Immunsystem schlagartig stark entlastet.

1.g. Behandlungssystematik der biologischen Zahnheilkunde

Der Ansatz der biologischen Zahnheilkunde besteht nun darin, diese logischen Zusammenhänge zu akzeptieren, in das gesamte Handeln einzubeziehen und daraus ein gleichermaßen einfaches wie auch hoch effizientes Behandlungskonzept abzuleiten:

- Alle nicht-biologischen bzw. nicht-neutralen Materialien werden unter maximalen Schutzmaßnahmen entfernt. (z.B. Amalgamentfernung)
- Alle toten Organanteile (wurzelbehandelte Zähne) und Entzündungen (NICO's) werden entfernt. Das Immunsystem wird durch Vitamine und Mikronährstoffe aktiviert, ohne dieses durch den Einsatz von chemischen Medikamenten zu schädigen.
- Der Erhalt und die Rekonstruktion des Kausystems werden unter Anwendung von metallfreien und neutralen Werkstoffen durchgeführt. Die Anatomie, der Knochen, das Weichgewebe und damit die Ästhetik werden erhalten bzw. wiederhergestellt.

Mit dem Konzept der biologischen Zahnheilkunde nach Dr. Volz haben wir nun seit 2001 die Möglichkeit, die durch eine minimalinvasive aber radikale Sanierungs-Chirurgie geschaffenen Lücken komplett zu behandeln. Die Restauration geschieht metallfrei und neutral mit Keramikimplantaten und vollkeramischen Kronen und Brücken. Dabei muss der Patient keine nennenswerten Schmerzen oder Schwellungen erdulden, sondern ist nach wenigen Tagen wieder voll einsatz- und gesellschaftsfähig.

Gleichzeitig werden die Anatomie, der Knochen und das Zahnfleisch erhalten und somit das „Prinzip der körperlichen Unversehrtheit" gewahrt.

Kapitel 2

Wie bleiben
Zähne und Implantate
gesund?

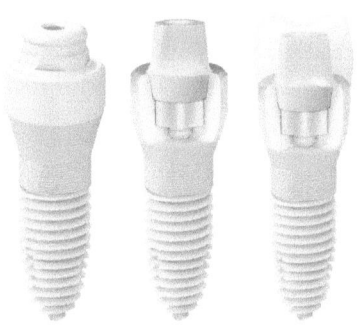

Im folgenden Kapitel können Sie erfahren, warum Zähne überhaupt verloren gehen und wie man das gegebenenfalls vermeiden kann.

2.a. Warum gehen Zähne verloren?

Die Frage: „Warum ist mein Zahn verloren gegangen?", wird mir in der täglichen Praxis selten gestellt. Nur wenn man die Ursachen kennt, kann gegengesteuert werden. Wie das gemacht wird, erfahren Sie anschließend.

Karies und Parodontitis sind die Hauptursachen für Zahnverlust.
Hier kann eine aktive Vorbeugung betrieben werden:

Ursache 1: Karies

Heute wissen wir, dass zur Kariesentstehung eine große Anzahl schädlicher Bakterien (Plaque) da sein muss. Zucker oder versteckte Arten von Zucker (Bakteriennahrung) muss konsumiert werden. Der Speichel kann seiner Funktion als Reparaturmedium der Zähne (Remineralisation) nicht gerecht werden, weil er z.B. zu säurehaltig ist. Da wir Ursache 2 und 3 wenig beeinflussen können, liegt unser Hauptaugenmerk auf Punkt 1: Reduktion der Bakterienmassen im Rahmen der Individualprophylaxe.

Karies als Hauptursache Nummer 1 des Zahnverlustes

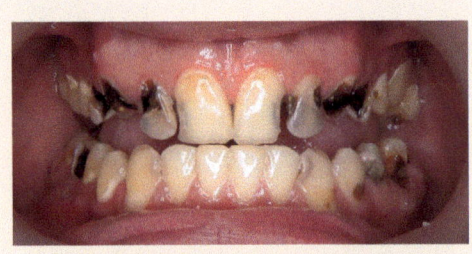

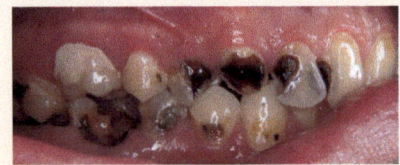

Abb. 2 + 3: Großflächige kariöse Zerstörung aufgrund von Zuckerkonsum und zu geringer Prophylaxe

Abb. 1: Beispiel extremer kariöser Zerstörung

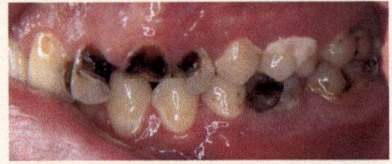

Abb. 3

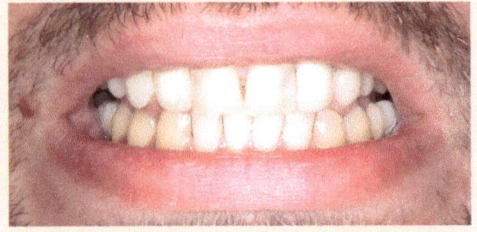

Abb. 4: Nach der Behandlung

Ursache 2: Parodontose / Parodontitis

Das Entstehen der Parodontitis (Entzündung des Zahnbettes) oder auch der Periimplantitis (Entzündung des Implantatbettes von Zahnimplantaten) wird durch folgende Faktoren ausgelöst:

1. gehäufte bakterielle Plaque mit vielen krankmachenden Bakterien
2. die Reaktion des Immunsystems auf diese Bakterien
3. Mangel an Vitaminen und Mineralien
4. Material-Unverträglichkeiten (Metalle, ggf. Titan)

Bei dieser Infektionserkrankung ist es wichtig, die Bakterienmengen im Mund so klein wie möglich zu halten. Der Mangel z.B. von Vitamin D3 und Omega 3 muss behoben werden und Metalle müssen bei erwiesener Unverträglichkeit entfernt werden. Wird die kausale Therapie nicht lebenslang durchgeführt, bricht die Erkrankung wieder aus. Zahn- bzw. Implantatverlust sind die sichtbarsten Folgen.

Parodontitis als Hauptursache Nummer 2 des Zahnverlustes

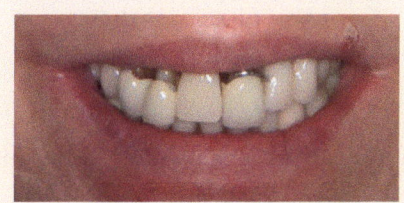

Abb. 5: Fortgeschrittene Parodontitis

Abb. 6 bis 8: Durch Zahnlockerung, Zahnwanderung und ästhetischen Defiziten sind die Zähne bei fortgeschrittener Parodontitis trotz Kronen und Prothesen nicht mehr funktionstüchtig.

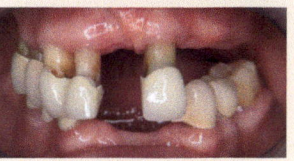

Abb. 6

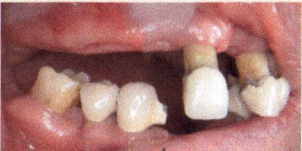

Abb. 7

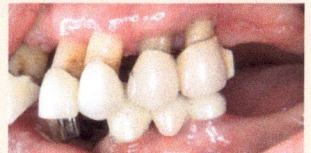

Abb. 8

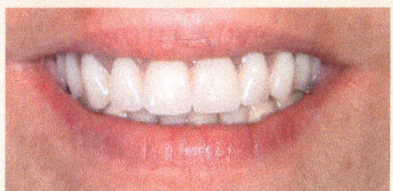

Abb. 9: Nach der Behandlung – feste Zähne dank dem Einsatz von Implantaten

Ursache 3: Wurzelbehandlung fehlgeschlagen

Wenn ein Zahnnerv durch Karies oder andere Reize abstirbt, so wird oft eine sogenannte Wurzelbehandlung durchgeführt. Allerdings führt diese aus biologischen Gründen meist nicht zum Erfolg.

Wurzelbehandlungen aus bio-medizinischer Sicht

Zähne können durch Karies, Trauma (z.B. durch Unfall oder Beschleifen des Zahnes) oder Überlastung Schmerzen bereiten. Ursache dafür ist eine Entzündung des Zahnnervs. Oft ist diese Entzündung irreversibel und der Zahnnerv geht zugrunde, er stirbt ab. Meist verursacht dies Schmerzen, manchmal bleibt das langsame Absterben aber unbemerkt. In solchen Fällen können sich Zufallsbefunde im Röntgenbild ergeben.

Rein schulmedizinisch wird in diesen Fällen (rein mechanistisch gedacht) der abgestorbene Nerv möglichst vollständig entfernt und der entstandene Hohlraum möglichst dicht gefüllt. Der Zahn wird erhalten. Dieser Zahnerhalt hat aber leider bei vielen Menschen gravierende Folgen. Ausführlich wurde das von Herrn Dr. Graf dargestellt. Bei Youtube kann unter „Krank durch wurzelbehandelte Zähne, Dr. Graf" die komplette Darstellung angehört werden.

Durch den Einsatz der 3D-Röntgentechnik (DVT) konnten wir erkennen, dass fast jeder wurzelbehandelte Zahn an der Wurzelspitze eine Entzündung erkennen lässt (dunkler Hof um die Wurzelspitze des Zahnes).

Entzündung an der Wurzelspitze bei wurzelbehandelten Zähnen

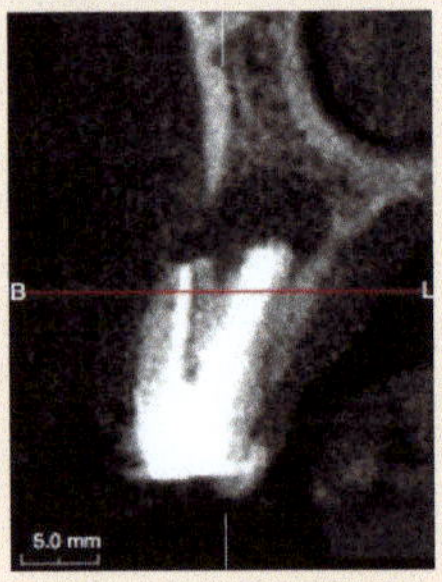

Abb. 10 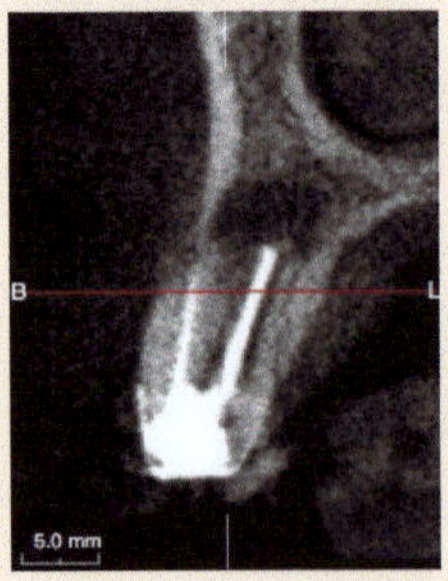   Abb. 11 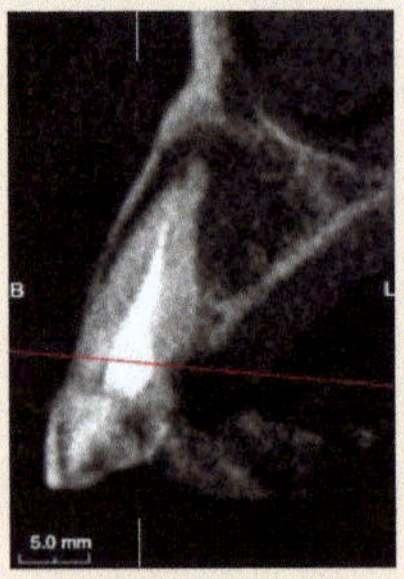   Abb. 12

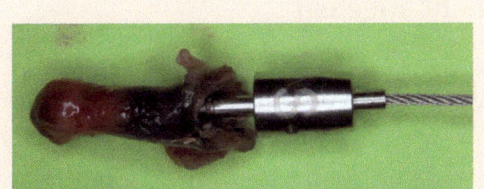
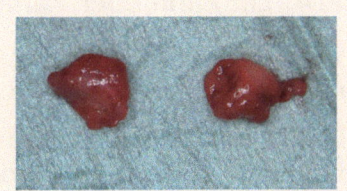

Abb. 13: Entfernter wurzelbehandelter Zahn, dunkel, übel riechend mit kleiner Zyste an der Wurzelspitze

Abb. 14: Zystengewebe aus dem Bereich eines wurzelbehandelten Zahnes

Ich würde mir persönlich nach meinem heutigen Wissen keine Wurzelbehandlung machen lassen und so rate ich auch meinen Patienten, insbesondere wenn sie schon an chronischen Erkrankungen leiden, Wurzelbehandlungen zu vermeiden.

Risikoabschätzung durch den Orotox Test

Sind schon wurzelbehandelte Zähne im Mund, kann ein Test, der die Belastung durch Toxine am Zahn misst, Aufschluss über das aktuelle Risiko bringen.

Behandlung der Lücke

Beim „all in one" Konzept von Dr. Volz wird direkt nach dem Entfernen des Zahnes und dem Eliminieren der Entzündung an der Wurzelspitze ein keramisches Implantat gesetzt und sofort eine provisorische Krone eingegliedert. Diese Behandlung ist schneller und deutlich weniger belastend als eine Wurzelbehandlung. Da Wurzelbehandlungen oft zu Komplikationen führen, die mit der Extraktion des Zahnes enden, ist auch der finanzielle Aufwand einer Implantation nicht wesentlich höher. Die biologischen „Kosten" der Wurzelbehandlung sind jedoch deutlich höher. Bei Zeitaufwand und Lebensqualität ist die Implantation klar im Vorteil. Somit ist das Keramikimplantat mit Vollkeramikkrone die Behandlungsoption mit der besten Prognose.

Bei den restlichen 2 Ursachen kann keine Vorbeugung helfen:

Ursache 4: Ein Zahn oder Zähne sind nicht angelegt

Es kann genetisch bedingt zu einer Nichtanlage von einem oder mehreren Zähnen kommen. Diese Einzelzahnlücken wurden früher kieferorthopädisch geschlossen. Die ästhetische Wirkung war oft kompromittierend, wenn z.B. an Stelle des nicht angelegten seitlichen Schneidezahnes ein Eckzahn gestellt wurde. Bei multiplen Nichtanlagen wurden Prothesen oder Brücken eingesetzt und damit weitere Schäden gesetzt. Heute wird die Lücke offen gehalten, bis das Schädelwachstum abgeschlossen ist. Dann können die Lücken implantologisch versorgt werden.

Zahn nicht angelegt

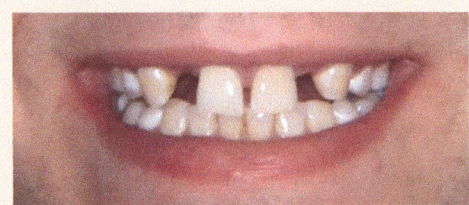

Abb. 15: Hier waren die 2 seitlichen Schneidezähne im Oberkiefer nicht angelegt

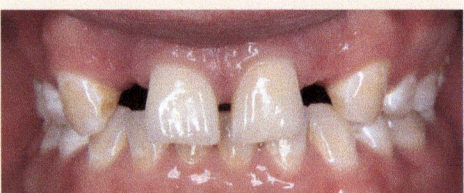

Abb. 16: Detailbild bei Nichtanlage

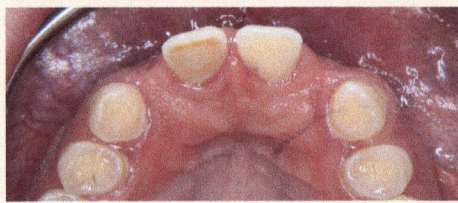

Abb. 17: Detailbild bei Nichtanlage

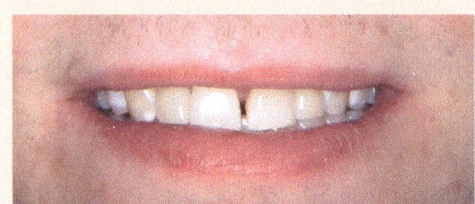

Abb. 18: Nachdem der Gesichtsschädel ausgewachsen war, konnten 2 Implantat-getragene Kronen eingesetzt werden

Ursache 5: Ein Unfall

Hier können auch kerngesunde Zähne traumatisch verloren gehen. Ich habe das selbst erlebt und bin sehr dankbar, dass 4 meiner Frontzähne mit Hilfe von Keramikimplantaten wieder hergestellt werden konnten.

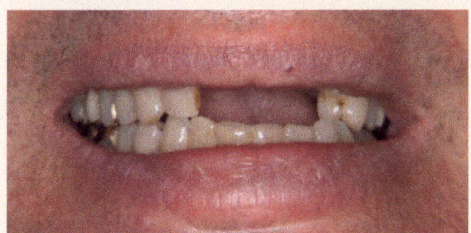

Abb. 19: Schweres Frontzahntrauma
ca. 3 Monate nach Unfall

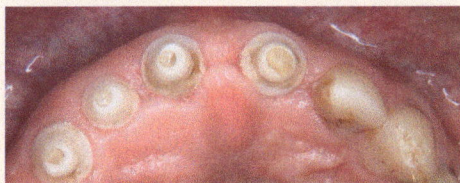

Abb. 20: Die Keramikimplantate
sind gesetzt

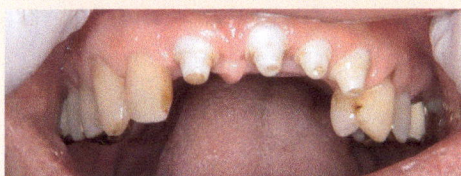

Abb. 21: Die Keramikimplantate von vorn
betrachtet

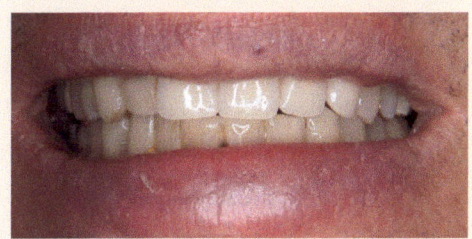

Abb. 22: Die Vollkeramikrestauration auf den
Keramikimplantaten ist eingesetzt

2.b. Wie kann dem Zahnverlust vorgebeugt werden?

1. Die kausale Therapie – Gesundheitsvorsorge mit System

Oft wird gesagt, schlechte Zähne seien vererbt. Dagegen könne man nichts machen. Dies stimmt nur teilweise.

Heute wissen wir, dass bestimmte Bakterien für Karies und Parodontitis verantwortlich sind. Wenn sich diese Bakterien in Zahnbelägen und schwer zugänglichen Nischen und Rillen ungezügelt vermehren, tritt unsere Immunabwehr in Aktion. Solange diese Keime in Schach gehalten werden, ist dies nicht weiters schlimm. Bei ungünstigen Umweltbedingungen im Mund (z.B. viel Zucker, Rauchen, Mundatmung) und gegebenenfalls auch Vitamin-Mangelerscheinungen hat es unsere Immunabwehr allerdings schwer.

Bei vielen von uns führt das dazu, dass trotz einer vermeintlich guten Zahnpflege Zahnkrankheiten auftreten. Mit professioneller Unterstützung in der

Zahnarztpraxis, mit einer organisierten Individualprophylaxe gelingt es uns jedoch, die Krankheitsursachen einzudämmen und ein ökologisches Gleichgewicht in der Mundhöhle herzustellen.

Als „kausale Therapie" versteht man eine Behandlung, die an die Ursachen der Erkrankung herangeht. Sie bietet vielerlei Vorteile. Wie Sie schon erfahren haben, kann das Auftreten der Parodontitis oder auch der Periimplantitis in den 3 oben genannten Ursachen zu finden sein.

Die kausale Therapie bedeutet also:

- Durch die sanfte Entfernung der bakteriellen Plaque wird die Belastung für Körper und Immunsystem minimiert. (Professionelle Zahnreinigung)
- Eine Substitution von Vitamin D3 / K2, Omega 3 Fettsäuren etc. hilft Mangelerscheinungen zu überwinden.
- Die Verwendung von biokompatiblen, metallfreien Materialien (Vollkeramikfüllungen und Vollkeramikkronen sowie Keramikimplantaten) entlastet das Immunsystem und vermindert damit die Anfälligkeit für Parodontitis.

Als Zusatznutzen können durch die Entlastung des Immunsystems viele chronische Erkrankungen vermieden oder bei schon vorhandener Erkrankung Linderung oder Heilung herbeigeführt werden.

2. Woran erkennt man eine wirklich professionelle Prophylaxe?

Da zahnmedizinische Prophylaxe in vielen Medien dargestellt wird und Patienten dies auch aktiv nachfragen entsteht die Frage, woran man als Laie eine nützliche Prophylaxe erkennen kann.

Folgende Kriterien sollten erfüllt sein:

- Das Vorhandensein eines speziellen Zimmers für die Prophylaxebehandlung.
- Eine gute Ausbildung der Mitarbeiterin, die die kausale Therapie durchführt. (siehe Info nachfolgend)
- Die aufgewendete Zeit: Bei einem vollbezahnten Patienten dauert die professionelle Reinigung mindestens 1 Stunde. Nur bei stark reduzierter Zahnzahl oder beim Vorhandensein von nur einigen Implantaten kann die Zeit auch kürzer sein.

- Die Abstände zwischen den Prophylaxesitzungen können je nach Krankheitsgrad und Belagsanfälligkeit zwischen 3 und 6 Monaten betragen. Sie werden immer individuell festgestellt und empfohlen.
- Die Dokumentation der Menge des Zahnbelags, der Taschentiefe und der Blutungsneigung. Nur so kann erkannt werden, ob sich Ihre Situation verbessert hat oder ob es zu einem Rezidiv gekommen ist.
- Die Politur der Zähne nach der gründlichen Reinigung ist von entscheidender Bedeutung, denn glatte Zahnflächen bekommen nicht so schnell wieder neue bakterielle Beläge (Biofilm).
- Das individuelle Eingehen auf Ihre Mundsituation. Am Anfang eines Vorbeugeprogramms ist das Training der Hilfsmittel der wichtigste Schritt, um Ihre häusliche Mundhygiene zu optimieren. Je besser dies gelingt, umso weniger benötigen Sie professionelle Hilfe.
- Das Team der Zahnarztpraxis lebt das Vorbeugeprinzip: Prophylaxe hat den höchsten Stellenwert.
- Letztendlich fühlt man als Patient, ob man es mit einem erfahrenen Prophylaxeprofi oder einer angelernten Kraft zu tun hat.

INFO **Ausbildung zur Prophylaxefachkraft**

ZFA = zahnmedizinische Fachangestellte: Sie kann Kurse zur Prophylaxeassistentin belegen (ZMP).

ZMF = zahnmedizinische Fachassistentin: Die in Deutschland bestmögliche Ausbildung inklusive einer 3- bis 6-monatigen externen Ausbildung an einer Universitätsklinik.

DH = Dental Hygienist: Mit der ZMF-Ausbildung vergleichbare, aber noch umfangreichere Ausbildung meist in angelsächsischen Ländern und der Schweiz.

---

3. Wer benötigt welche Prophylaxe?

Ich kenne einige Patienten, die fast keine Mundhygiene betreiben, aber keine Krankheitszeichen zeigen, und andere, die auf geringste Plaquemengen mit vehementen Entzündungen reagieren. Beide Formen sind aber seltene Ausnahmen. Bedingt durch Erbanlagen, Mundmilieu und Lebensgewohnheiten hat jeder Mensch ein unterschiedliches Risiko, Zahn- und Zahnfleischerkrankungen zu erleiden.

Aus diesem Grund muss es individuelle Prophylaxeprogramme geben, die sich vor allem in der Häufigkeit ihrer Wiederholung unterscheiden. Besteht ein hohes oder mittleres Risiko, so wird eine perfekte professionelle Zahnreinigung des ganzen Mundes in regelmäßigen Abständen erforderlich, denn die Bakterien vermehren sich meist rasant und können relativ schnell wieder neue Krankheitsherde bilden.

Zusätzlich können milde Desinfektionsmittel in geringen Konzentrationen hochwirksam am sauberen Zahn angewendet werden.

Auf eine ausreichende Versorgung mit Vitaminen und Mineralstoffen muss geachtet werden.

Alle Maßnahmen im Bereich der professionellen Zahnreinigung müssen eine hohe Durchführungsqualität aufweisen, um wirksam zu sein.

Kapitel 3

Wie werden
Zahnlücken geschlossen?

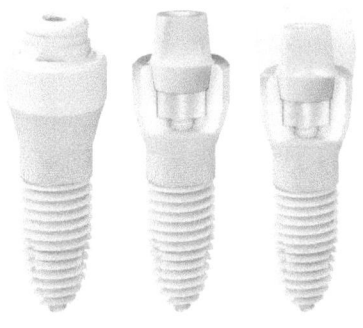

3.a. Konventioneller Zahnersatz

Um eine Zahnlücke zu schließen, musste früher häufig lange gewartet werden. Erst wenn die Wunde des verlorengegangenen Zahnes vollständig abgeheilt war, konnte mit der Restauration begonnen werden.

Zwischenzeitlich wurde oft ein „Interimsersatz", also eine einfache herausnehmbare Prothese getragen. Diese schädigte die noch vorhandenen Strukturen und war für den Träger äußerst unangenehm (Sprache, Fremdkörpergefühl, Unsicherheit).

Soll ein festsitzender Zahnersatz (Kronen, Brücken) erreicht werden, so müssen gesunde Zähne beschliffen werden. Spätfolgen aufgrund biologischer Schädigung (Schleiftrauma) sind in ca. 10 Prozent zu erwarten. Überkronte Zähne haben außerdem ein erhöhtes Kariesrisiko.

Bei „Freiendsituationen" (die letzten Zähne der Zahnreihe fehlen), wenigen Restzähnen oder Zahnlosigkeit musste eine Prothese hergestellt werden. Auch dies führte zu Folgeschäden.

Folgeschäden durch konventionellen Zahnersatz bei Freiendsituation

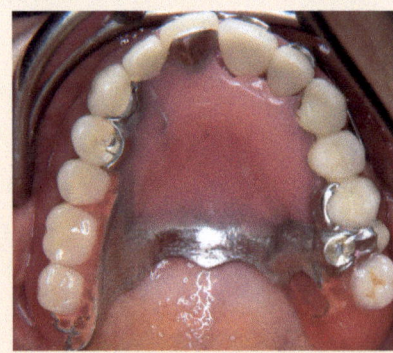

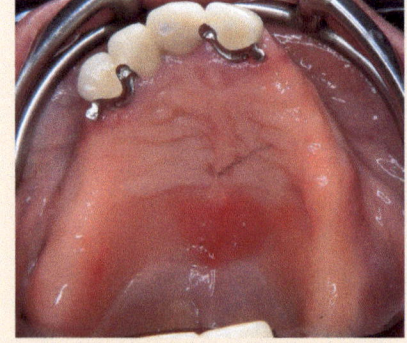

Abb. 23: Herausnehmbarer Zahnersatz – Freiendsituation beidseitig

Abb. 24: Nach einigen Jahren Tragezeit wurde die Prothese unbrauchbar. Die Überlastung der Restzähne führte zu Lockerungen und Bruch. Am Gaumen ist eine Druckstelle entstanden.

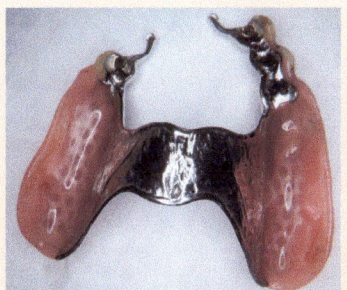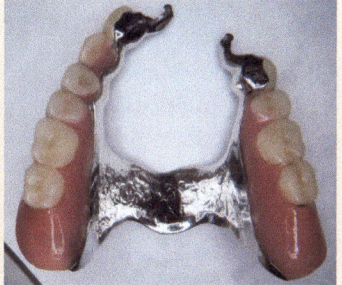

Abb. 25: Konventionell gelöst mit einer sogenannten Geschiebeprothese

Lange Zeit waren Brücken und Prothesen die einzige Möglichkeit des Zahnersatzes. Der Einsatz von Implantaten hat die Behandlung von Zahnlücken revolutioniert.

3.b. Zahnimplantate

Implantate sind heute der bestmögliche Zahnersatz. Für fast alle Probleme bei Zahnverlust gibt es mittlerweile eine Lösung, die schonend, sicher und schmerzarm mit Hilfe von Zahnimplantaten erreicht werden kann. Wenn ein Zahn oder mehrere Zähne fehlen, selbst wenn alle Zähne fehlen oder eine schwere Parodontitis mit lockeren Zähnen zum Handeln zwingt, Zahnimplantate sind meist die bestmögliche Option.

Implantate – der bestmögliche Zahnersatz: Indikationen

A. Ein Zahn fehlt

Ohne die Nachbarzähne zu verletzen kann der Zahn metallfrei durch ein Implantat und eine Keramikkrone wieder hergestellt werden.

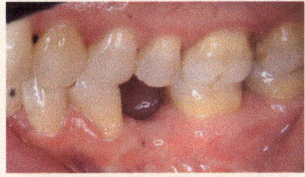

Abb. 26: Ein Zahn fehlt

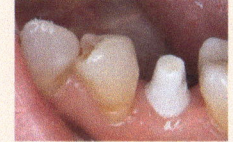

Abb. 27: Ein Implantat statt einer Brücke

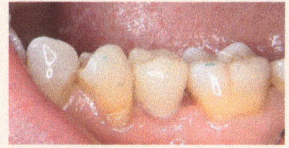

Abb. 28: Nachbarzähne müssen nicht beschliffen werden

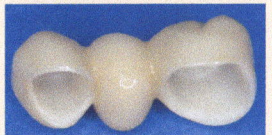

Abb. 29: Vollkeramikbrücke

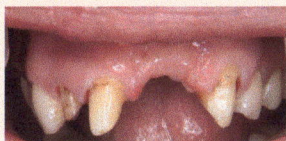

Abb. 30: Spätfolgen von Brückenversorgungen

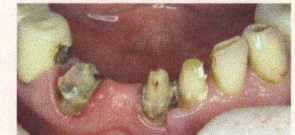

Abb. 31: Die „biologischen Kosten" sind hoch

B. Bei wenigen Restzähnen

Implantate ermöglichen feste Zähne statt einer Prothese – die Restzähne werden geschont und entlastet, Spätfolgen können vermieden werden.

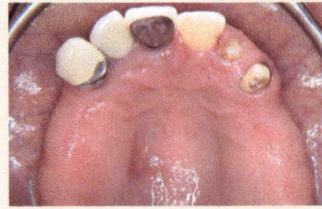

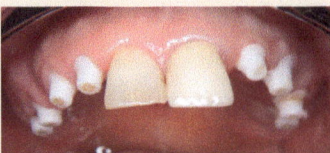

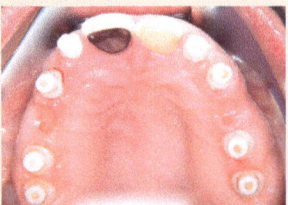

Abb. 33 + 34: Nur 2 Zähne sind erhaltungsfähig, es wurden 8 Implantate gesetzt

Abb. 32: Wenige Restzähne

Abb. 34

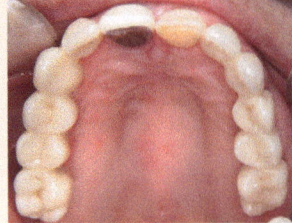

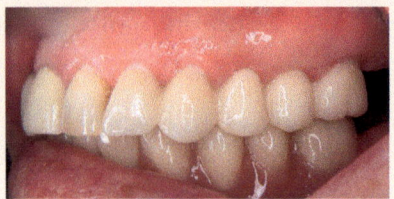

Abb. 35: Die Vollkeramik-kronen auf 8 Keramikimplan-taten sind eingegliedert

Abb. 36: Nun sind wieder alle Zähne rekonstruiert

C. Freiendsituation

Bei einer Teilprothese werden die Restzähne stark belastet und auch geschädigt. Implantate führen wieder zu festen Zähnen und entlasten die Restzähne ohne Fremdkörper und Prothesengefühl.

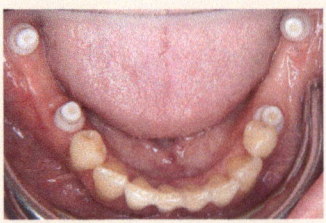

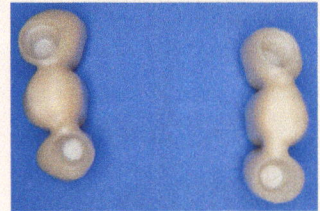

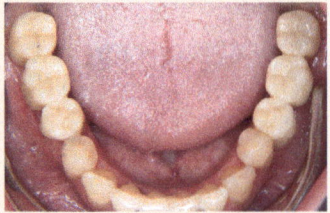

Abb. 37: Ohne die restlichen, noch gesunden Zähne zu beschleifen können jeweils 2 Implantate gesetzt werden

Abb. 38: 2 Vollkeramikbrücken zur Versorgung der Lücken

Abb. 39: Die großen Backenzähne sind wieder da

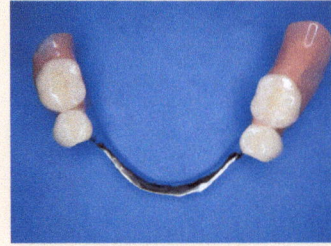

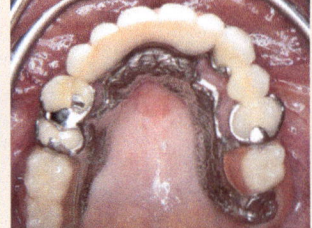

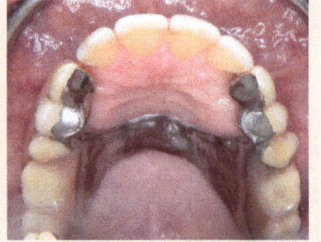

Abb. 40: Die konventionelle Behandlung: Prothese zum Ersatz der Backenzähne

D. Wenn keine Zähne mehr da sind

Statt einer Prothese, die nur auf dem Zahnfleisch sitzt, können feste Zähne auf Implantaten die Funktion und das Aussehen fester eigener Zähne schaffen.

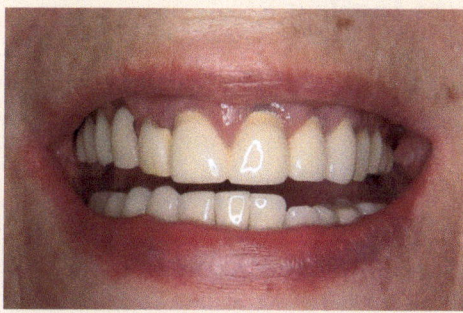

Abb. 41: Ausgangssituation

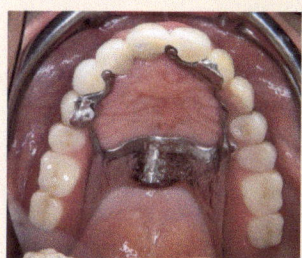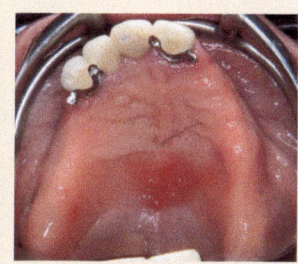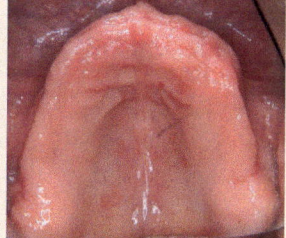

Abb. 42: Eine Teilprothese nach 8 Jahren: keine Funktion, Druckstelle am Gaumen, die Restzähne sind gelockert oder zerstört. Hier ist konventionell nur eine Totalprothese möglich.

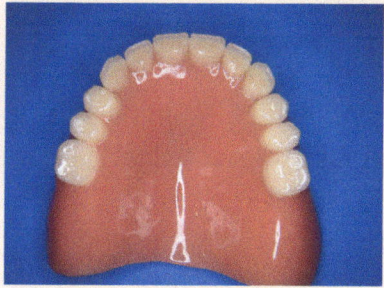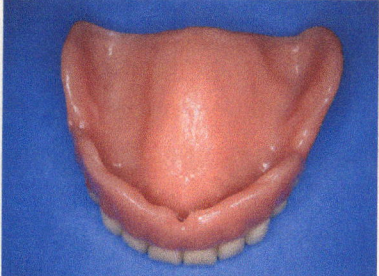

Abb. 43: Konventionelle Lösung: Totalprothese

Durch 6 Implantate konnte ein festsitzender Zahnersatz erreicht werden, der den eigenen gesunden Zähnen in Funktion und Aussehen mindestens ebenbürtig ist. Der absolut feste Sitz verleiht Sicherheit und Lebensqualität.

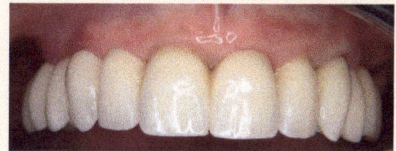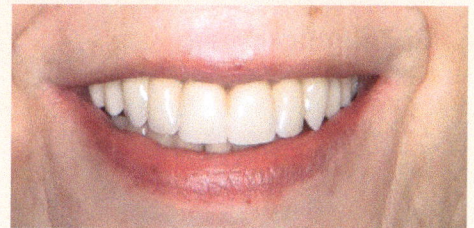

Abb. 44: Festsitzender Zahnersatz auf 6 Keramikimplantaten

Abb. 45: Das harmonische Endresultat

Die Frage, warum ein Zahn oder Zähne verloren gegangen sind, spielt im Vorfeld eine besondere Rolle.

1. Wenn ein Zahn nicht angelegt ist

In diesem Fall kann die Lücke mit einem Implantat geschlossen werden. Ein neuer Zahn kann eingesetzt werden, ohne die Nachbarzähne zu beschleifen und damit zu schädigen. Oftmals spielt hier der Kieferorthopäde eine Rolle, damit die Zahnlücke nicht eingeengt wird. Rechtzeitige Planung und Therapie sind besonders wichtig. Der Gesichtsschädel sollte ausgewachsen sein.

2. Bei einem Unfall

Auch hier gilt die Implantatversorgung als beste Wahl. Es muss aber geklärt werden, ob der Kieferknochen bei dem Unfall mitgeschädigt wurde. Das Alter des Patienten spielt hier eine Rolle. (Bis zum Auswachsen des Gesichtsschädels sollte abgewartet werden.)

3. Bei Karies

Ist ein Zahn wegen Karies nicht zu erhalten, so ist ein Implantat geeignet. Implantate bekommen keine Karies. Nichtsdestotrotz muss zum Schutz der anderen Zähne ein Individualprophylaxeprogramm (kausale Therapie) durchgeführt werden, um das Kariesrisiko der Restzähne zu senken.

4. Bei Parodontose / Parodontitis

Bei dieser Infektionserkrankung ist es wichtig, die Parodontitis zu behandeln und die Bakterienmengen im Mund so klein wie möglich zu halten. Dann haben Implantate gute Langzeitchancen und können die restlichen Zähne entlasten.

5. Bei Zahnlockerung

Bei Zahnlockerung ist die Ursache meist die Parodontitis. Die Lockerung geht mit einem Knochenabbau einher. Je lockerer der Zahn ist, umso wahrscheinlicher ist es, dass ein Knochenaufbau durchgeführt werden muss. Deshalb sollte nicht zu lange gewartet werden.

6. Wenn eine Wurzelbehandlung fehlgeschlagen ist

Wenn ein Zahnnerv durch Karies oder andere Reize abstirbt, so wird eine sogenannte Wurzelbehandlung durchgeführt. Allerdings führt diese aus biologischen Gründen oft nicht zum Erfolg. Hier kann ein Implantat den Zahn ersetzen. Weitere Schäden an den Nachbarzähnen werden dadurch vermieden. Der Körper wird nicht durch giftige Toxine aus dem Wurzelkanal belastet.

7. Bei Prothesen

Implantate können einen herausnehmbaren Zahnersatz (Prothesen) sicher befestigen oder was noch besser ist, man kann ganz auf Prothesen verzichten und wieder wie früher feste eigene Zähne bekommen.

Fazit: Sie haben gesehen, dass die meisten Probleme bei Zahnlücken im Mund mit Implantaten schonend und sicher gelöst werden können. Auch wenn die Implantatbehandlung am Anfang finanziell teurer ist, erweist sie sich langfristig als die preiswerteste Lösung. Nicht zu vergessen sind die biologischen Kosten. Es werden weitere Schäden vermieden und Zerstörung von gesunder Zahnsubstanz verhindert. Das Mundgefühl und die Lebensqualität verbessern sich durch Implantate dramatisch.

Wenn die Entscheidung für Implantate gefallen ist, stellt sich nun die Frage, welche Materialien für die Implantate und den Zahnersatz gewählt werden sollen.

3.c. Titan- oder Keramikimplantate?

Lange Zeit war die Verwendung von Titan und Titanlegierungen in der Implantologie der sogenannte „Goldstandard". In unserer Praxis wird seit 1989 mit Titanimplantaten gearbeitet. Aber auch bei mir kamen in den letzten Jahren unerklärliche Fälle von Periimplantitis und Gesundheitsbeeinträchtigungen vor. Auch kam von Patientenseite öfter der Wunsch nach metallfreien Implantatversorgungen. Mit der Zeit wurde außerdem klarer, dass es zunehmend Fälle von Unverträglichkeiten auf Titanimplantate gibt.

Periimplantitis

Die sogenannte Periimplantitis, also die Entzündung rings um ein Implantat ist keine ganz seltene Erkrankung. Wissenschaftliche Studien (Roos Jansaker 2006) gehen von 10-15 % nach 10 Jahren aus. Andere Untersuchungen sprechen sogar von bis zu 56 % (Franke et al 2013).

Wie kann das kommen? Sicher ist, dass Titanoxid keine Allergien auslösen kann. Jedoch können Titanpartikel Makrophagen (Fresszellen) anlocken und eine Entzündungskaskade auslösen, die mit Knochen- und Kollagenabbau einhergeht. Es wurde in einigen Publikationen festgestellt, dass es beim Setzen von Titanimplantaten zu einem Titanpartikelabrieb kommt und sich diese Partikel teils bis in regionale Lymphknoten nachweisen lassen (b. Burial 2006). Ein weiteres Problem besteht darin, dass auch medizinisches Titan Spuren von Verunreinigungen enthält (Harthof 2010 Titanium Allergy or not). Immerhin sind statistisch 5 % der Bevölkerung auf Cobalt und Chrom sowie 12 % auf Nickel allergisch (Schuh 2005 Allergic Potential of Titanium Implants). Es wurde auch gemessen, ob Zirkonpartikel eine Entzündungsantwort provozieren (Sierner 2014). Im Vergleich zu Titanpartikeln war die Entzündungsreaktion deutlich geringer. Ein Abrieb von Zirkon ist auch kaum zu erwarten (Jacobi Grässner 2017).

Eine weitere mögliche Ursache ist E171. Haben Sie das schon mal bei Kosmetika oder Zahncremes gelesen? E171 ist ein billiger Weißmacher, der gerne von der Industrie genutzt wird. Leider handelt es sich dabei um Titanoxid. Die massenhafte Verwendung könnte eine der Ursachen sein, warum Unverträglichkeiten an Titanimplantaten zunehmen.

Der Test

Wie kann man herausfinden, ob die Gefahr einer Körperreaktion auf Titanimplantate besteht?

Die Körperreaktion ist genetisch festgelegt. Der genetische Entzündungsgrad kann gemessen werden. Hierbei wird die Veranlagung zu einer „hyperinflammatorischen" Reaktion (d.h. eine Periimplantitis ist wahrscheinlich) bestimmt. Immerhin ist der Test bei 15-20 % der Getesteten positiv. Hier empfiehlt sich zwingend ein Keramikimplantat.

Da Sensibilisierungen jederzeit auftreten können, sind aus der Sicht der biologischen Zahnheilkunde Keramikimplantate die erste Wahl. Wenn eine Implantatbehandlung durchgeführt werden muss, sollte primär mit metallfreien Versorgungen und Keramikimplantaten geplant werden.

Kapitel 4

Keramikimplantate

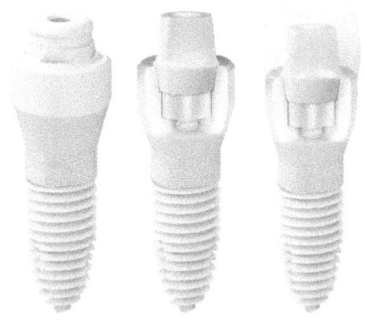

4.a. Welche Vorteile haben Keramikimplantate?

Keramikimplantate haben im Vergleich zu herkömmlichen Implantaten verschiedene Vorteile.

1. Gewebeverträglichkeit

Keramikimplantate sind völlig korrosionsfrei und für den Körper neutral. Dies ist für das Immunsystem wichtig und führt zu einem Vorteil für den gesamten Körper.

2. Metallfreiheit

Da Keramikimplantate metallfrei sind, reagieren sie nicht mit anderen Metallen im Mund (diese sollten eigentlich ersetzt werden). Auch eine Interaktion mit der immer mehr zunehmenden Strahlungsbelastung (WLAN etc.) ist bei Keramikimplantaten nicht zu erwarten. Anders als bei Titan ist keine Erwärmung durch Elektrosmog möglich.

3. Infektionsschutz

Das Zahnfleisch „liebt" Zirkon. Es kommt zu einem Anwachsen an die Implantatoberfläche. Dadurch wird das Zahnfleisch „versiegelt" und es können keine Bakterien in das Körperinnere gelangen. Bei Zähnen und dem Zahnhalteapparat gelangen bei der Parodontitis Bakterien ins Körperinnere. Bei 2-teiligen Titanimplantaten ist der Spaltraum zwischen Implantat und Aufbau einer bakteriellen Besiedelung ausgesetzt. Das findet bei Keramikimplantaten nicht statt.

4. Material

Obwohl Titanimplantate normalerweise eine gute Verträglichkeit aufweisen, wurden in neuen Studien Titanoxidbelastungen nach Implantation festgestellt. Durch Migration sind diese Titanpartikel auch in regionären Lymphknoten nachweisbar. Abhängig von der genetischen Disposition des Patienten ist eine unterschiedlich starke Entzündungsreaktion nachweisbar. Bei Zirkoniumdioxid wurden fast kein Abrieb und wesentlich geringere Entzündungsreaktionen festgestellt.

5. Plaqueanlagerung

Bei Keramikimplantaten kann man beobachten, dass sich weniger bakterieller Zahnbelag (Plaque) ansiedelt als bei Zähnen oder Titanimplantaten. Dies führt zu gesünderen Verhältnissen.

6. Ästhetik

Durch die helle Farbe des Zirkons wird das Aussehen des Zahnfleischs und der Implantatkrone besser. Sollte sich im Lauf des Lebens physiologischerweise das Zahnfleisch etwas zurückziehen, ist lediglich der helle Implantatkörper zu sehen. Bei Titanimplantaten schimmert es dann schon grau bis dunkel. Bei dünnem Zahnfleischtyp können Titanimplantate grau durch das Zahnfleisch durchschimmern. Keramikimplantate dagegen hellen das Zahnfleisch sogar auf.

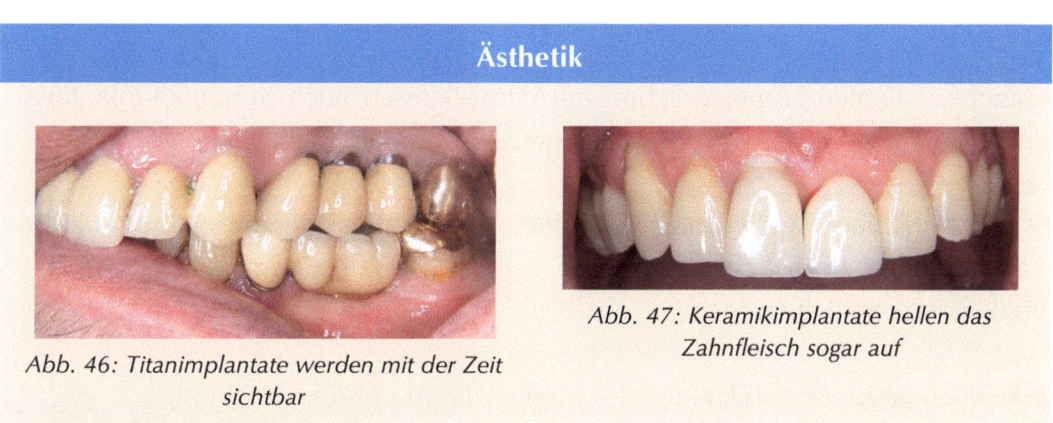

Ästhetik

Abb. 46: Titanimplantate werden mit der Zeit sichtbar

Abb. 47: Keramikimplantate hellen das Zahnfleisch sogar auf

7. Knochenaufbau mit Hilfe von Keramikimplantaten

Durch die sogenannten „bone growing implants" können Knochenaufbauten meist ohne Fremdmaterialien durchgeführt werden. Hierbei helfen die Form der Implantate und die absolute Steifigkeit des Materials.

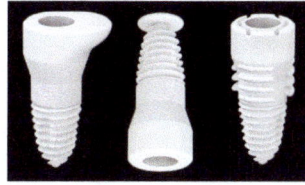

Abb. 48: Bone Growing Implants Serie von SDS

4.b. Nachteile von Keramikimplantaten

Bestimmte Versorgungsformen lassen sich heute noch nicht mit Keramik-implantaten durchführen. Im zahnlosen Kiefer kann eine All-on-4-Versorgung (auf 4 Titan-Implantaten abgestützte Brücke) noch nicht durchgeführt werden. Sollen Keramikimplantate bei Zahnlosigkeit verwendet werden, müssen laut Herstellerangaben mindestens 6 Implantate im Unter- und möglichst 8 Implan-tate im Oberkiefer gesetzt werden. Ebenso sollte bei Keramikimplantaten laut Herstellerangaben auf Freiendbrückenglieder verzichtet werden. Das bedeutet, dass das Ende der Brücke durch ein Implantat gestützt wird. Diese „Nachteile" werden dadurch ausgeglichen, dass eine gleichmäßige Belastung der Knochen-areale und Meridiane erfolgt und biomechanische Komplikationen vermieden werden.

4.c. Wer sollte sich Keramikimplantate setzen lassen?

Manche Patienten kommen schon mit dem Wunsch nach Keramikimplantaten zu uns in die Praxis. Hier ist meist ein gutes Wissen um die Vorteile vorhanden.

Es werden aber auch „nur" allgemein Implantate gewünscht um einen Zahnersatz zu ermöglichen. Hier taucht dann die Frage nach dem geeigneten Implantatmaterial auf.

Fünf Hauptgruppen von Patienten sollten sich für Keramik entscheiden:

1. Chronisch Kranke

Chronisch kranke Patienten und Menschen, die zu Unverträglichkeits-Reaktio-nen und Allergien neigen, sollten sich vor dem Einsatz eines Implantats von einem Spezialisten umfassend beraten und gegebenenfalls einen Verträglich-keitstest durchführen lassen. Chronisch kranke Menschen und Personen, die auf Metalle sensibel reagieren, mussten bisher oft auf Implantate verzichten.

Ohne Metall im Mund ist es leichter gesund zu bleiben. Umweltmediziner warnen vor gesundheitlichen Belastungen. Mit Zirkonimplantaten steht zur Behandlung dieser metall-sensiblen Patienten ein zugelassenes und langzeit-erprobtes metallfreies Implantat zur Verfügung.

Implantate aus Titan oder aus Titan-Metall-Legierungen können bei Allergikern, Diabetikern, Rheumatikern und Patienten mit Stoffwechsel- oder Herz-Kreislauf-Erkrankungen Unverträglichkeitsreaktionen und Entzündungen auslösen.

Das Immunsystem dieser Menschen reagiert auf Fremdkörper besonders empfindlich. Hier sind bioneutrale Keramikimplantate ein Muss!

Zirkonimplantate wachsen besonders gut in gesunden Kieferknochen ein und auch die Zahnfleischanhaftung um das Implantat verläuft günstiger als bei Titanimplantaten. Die Eintrittspforte für schädliche Bakterien in den Körper wird durch Keramikimplantate verschlossen. Gegenüber Temperaturschwankungen ist das Material unempfindlich. Wechselwirkungen mit anderen dentalen Werkstoffen sind unbekannt.

Damit erfüllen Keramikimplantate hohe Anforderungen an einen körperverträglichen Zahnersatz.

2. Parodontitis Patienten

Parodontitis (an Zähnen) und Periimplantitis (an Implantaten) sind tückische Erkrankungen. Sie gehen meist ohne Schmerzen chronisch voran. Die Ursache sind bakterielle Zahnbeläge, die Reaktion des Immunsystems auf die Bakterien und meist auch ein Mangel an Nährstoffen und Vitaminen. Das Ergebnis ist der Zahnverlust bzw. der Verlust eines Implantates. Die jahrelange Belastung des Körpers durch die Parodontitis kann zum Auftreten oder Verstärken anderer chronischer Erkrankungen führen.

Vor Implantationen muss eine vorhandene Parodontalerkrankung behandelt werden.

Beim Implantatmaterial hat die Keramik deutliche Vorteile. Die Oberfläche der Keramik-Zahnimplantate ist hygienischer. Die Anlagerung von schädlicher bakterieller Plaque wird durch die Oberflächenstruktur erschwert. So können keine Entzündungen wie bei Titan-Zahnimplantaten entstehen.

Es gibt Studien, die zeigen, dass Keramikoberflächen bezüglich der Plaque-anhaftung sogar besser sind als die Oberflächen der natürlichen Zähne.

3. Elektrosensible Menschen

Auch für elektrosensible Menschen, die auf die Nähe elektrischer Felder mit Unruhe, Schlafstörungen und anderen unerwünschten Symptomen reagieren, ist ein Implantat aus Keramik die passende Wahl.

4. Patienten, die schöne Zähne wollen

Nicht immer stehen ausschließlich gesundheitliche Gründe hinter der Nachfrage nach Keramikimplantaten. Der Wunsch nach schönen, natürlich aussehenden Zähnen kann ebenfalls für den Einsatz von Keramikimplantaten sprechen.

Bei Titanimplantaten kann graues Zahnfleisch durch das Durchschimmern des Metalls entstehen. Bei Zirkonimplantaten ist immer das natürlich schöne Blass-rosa zu sehen.

Ein Zahnfleischrückgang um 1-2 mm im Laufe des Lebens ist durchaus normal. Dieser Rückgang kann bei Titanimplantaten zu dunklen Rändern führen. Beim Zirkonimplantat ist dies kein Problem.

5. Risiken vorbeugen – Gesundheit sichern

Umsichtige Patienten setzen auf Vorbeugung. Ein Implantat sollte eigentlich für den Rest des Lebens im Knochen verankert bleiben.

Auch wenn heute bei Ihnen noch keine Überempfindlichkeit besteht – diese kann im Laufe des Lebens erworben werden. Ab diesem Zeitpunkt können entzündliche Probleme oder allgemeinmedizinische Probleme auftreten. Keramikimplantate haben heute fast keine Nachteile gegenüber Titanimplantaten. Deshalb sollte aus vorbeugenden Gesichtspunkten, wenn möglich, stets Keramik eingesetzt werden.

Kapitel 5

Behandlungskonzepte
in der Keramikimplantologie

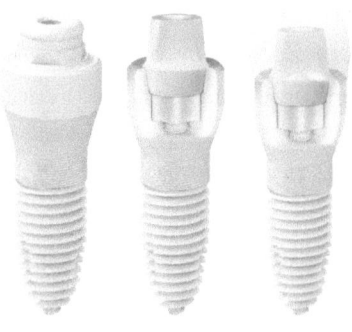

5.a. Keramikimplantate und das Short-cut-Konzept

Das „übliche" Verfahren bei Zahnverlust besteht darin, den Zahn zu entfernen und eine „Abheilung" abzuwarten. Dabei gehen aber gerade im Frontzahnbereich sowohl der umgebende Knochen als auch das Zahnfleisch, die sogenannte Papille, verloren. Beides kann nur bedingt und unter großem zeitlichen und finanziellen Aufwand wieder hergestellt werden. Keramikimplantate mit einem großen Durchmesser am Zahnfleisch verhindern diesen Kollaps.

Wenn eine Sofortimplantation mit dem entsprechenden Keramikimplantat durchgeführt wird, spricht man vom Short-cut-Konzept. Mit diesem Verfahren kann die Sofortversorgung mit weniger Zeitaufwand des Patienten schnell und sicher durchgeführt werden. Selbst bei Zähnen, die eine chronische Entzündung an der Wurzelspitze haben, muss heute nicht mehr monatelang gewartet werden. (siehe weiterführende Literatur im Anhang)

Am folgenden Beispiel wird das Vorgehen bei einer Sofortimplantation mit Sofortversorgung gezeigt. Der Zahn war wurzelbehandelt und abgebrochen. Im Röntgenbild zeigte sich eine Entzündung an der Wurzelspitze.

- Die Zahnwurzel wurde mit Hilfe des „Benex" Verfahrens schonend entfernt.
- Die Entzündung wurde mittels Ozon behandelt.
- Um das Zahnfleisch rund um den Zahn nicht zu schädigen wurde ein vertikaler Zugang zum Entzündungsherd geschaffen und die Zyste vollständig entfernt und mit Ozon behandelt.
- Es wurde ein Keramikimplantat gesetzt und der Defekt mit PRF und autologem Knochen aufgebaut.
- Eine provisorische Krone, ohne funktionellen Kontakt und an den Nachbarzähnen fixiert, stellt die Ästhetik sofort wieder her.
- Das Zahnfleisch wächst an das Keramikimplantat an.
- Nach 3 Monaten konnte die vollkeramische Krone eingegliedert werden.

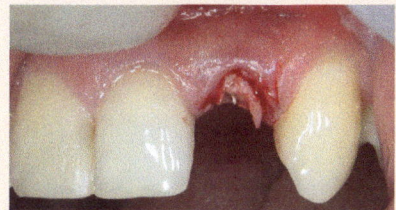

Abb. 49: Der Zahn 22 ist abgebrochen

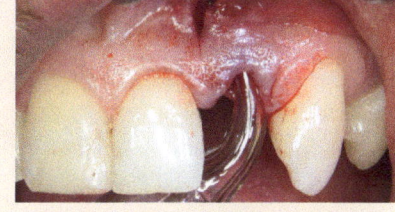

Abb. 50: Desinfektion mit Ozon

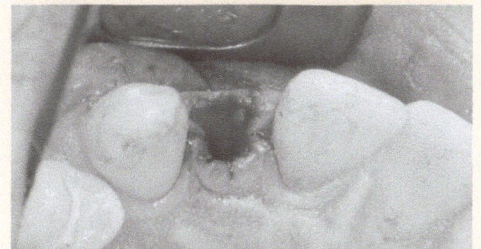

Abb. 51: Der Zahn ist entfernt

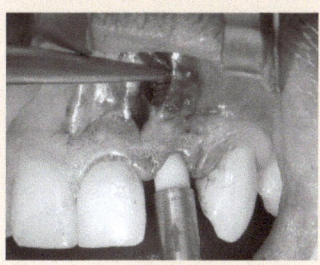

Abb. 52: Die Zyste wurde entfernt und das Keramikimplantat wird gesetzt

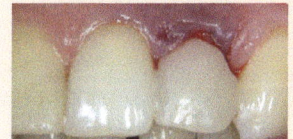

Abb. 53: Die provisorische Sofortkrone

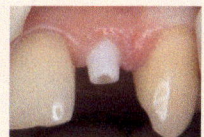

Abb. 54: Gesunde Zahnfleischverhältnisse nach 3 Monaten

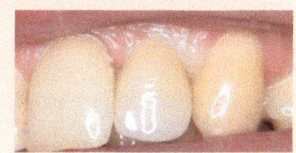

Abb. 55: Die vollkeramische Krone wurde nach 3 Monaten eingesetzt

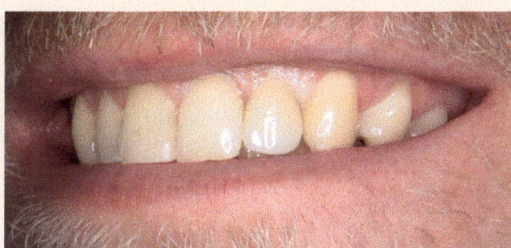

Abb. 56: Die vollkeramische Krone nach 3 Monaten

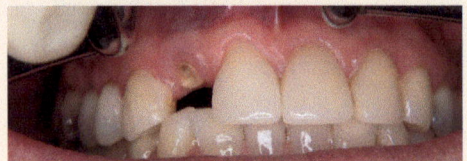

Abb. 57: Ausgangsbefund

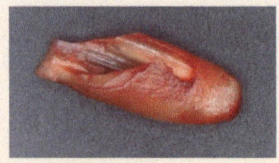

Abb. 58: Der entfernte Zahnrest

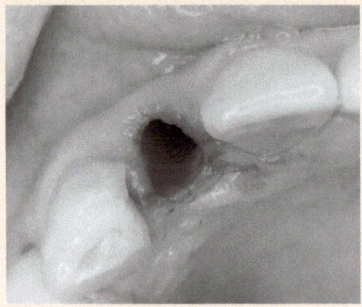

Abb. 59: Alle Strukturen wurden erhalten

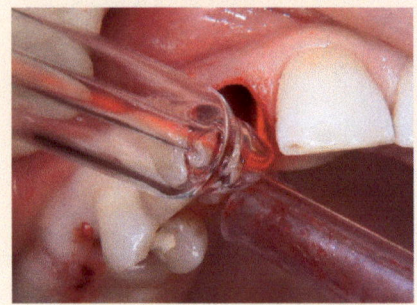

Abb. 60: Sterilisation mit Ozon

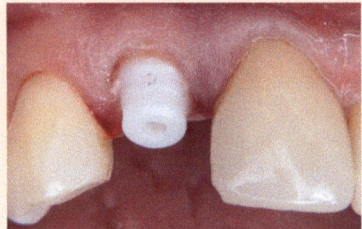

Abb. 61: Das Keramikimplantat ist gesetzt

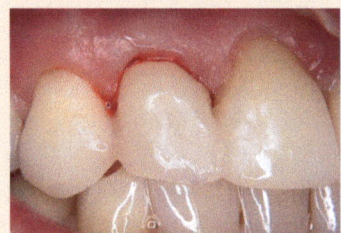

Abb. 62: Die provisorische Krone ist eingesetzt

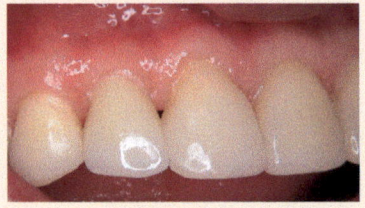

Abb. 63: Die fertige Vollkeramikkrone

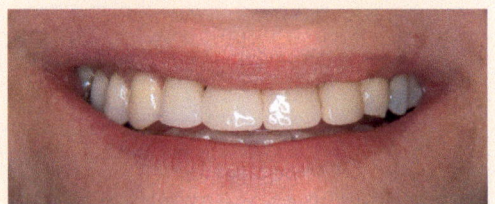

Abb. 64: Das neue Lippenbild

5.b. Keramikimplantate und das All-in-one-Konzept

Bei komplexen Versorgungen können viele Termine und lange Behandlungszeiten nötig sein. Mit dem All-in-one-Konzept werden die nötigen Behandlungsmaßnahmen zusammengefasst:

Nach Anamnese, Befund und Behandlungsplan sowie einer biologischen Vorbereitung werden falls nötig folgende Behandlungsschritte in einer einzigen Sitzung durchgeführt:

1. Schonende und belastungsfreie Metallentfernung unter Kofferdamschutz und Spezialabsaugung.
2. Entfernen der wurzelbehandelten Zähne.
3. Entfernung sonstiger Störfelder, wie z.B. NICO's, Wurzelreste und Weisheitszähne.
4. Implantation von Keramikimplantaten.
5. Herstellung eines Langzeitprovisoriums.

Nach 3-6 Monaten erfolgt dann die vollkeramische Kronen-Brückenversorgung.

Das All-in-one-Konzept entlastet das Immunsystem effektiv und schnell in einer Sitzung. Der Patient verlässt die Praxis mit festen Zähnen. Im Idealfall kann so die Gesamtbehandlung in 3-4 Sitzungen durchgeführt werden.

5.c. PRF – Heilung durch körpereigene Kräfte

Seit vielen Jahren wird daran geforscht, im Blut vorhandene Heilungsstoffe für chirurgische Verfahren nützen zu können. Heute stehen uns einfache und relativ leicht durchzuführende Systeme zur Verfügung. Zur Verbesserung der Wundheilung setzen wir in unserer Praxis seit 2005 das PRGF-Verfahren und seit 2014 das A-PRF ein.

In der Allgemeinmedizin wird es bei Sportverletzungen z.B. an Sehnen, in der Augenheilkunde, der Faltenunterspritzung und am beeindruckendsten bei offenen, schlecht heilenden Wunden eingesetzt.

Vor dem zahnärztlichen chirurgischen Eingriff werden 60-80 ml Blut abgenommen und sofort zentrifugiert. Im PRF befinden sich nun konzentriert Wachstumsfaktoren und ca. 1,2 % Stammzellen. Als Folge dieser Systematik heilt die Wunde schnell und schmerzarm. Das Zahnfleisch regeneriert hervorragend. Die Knochenregeneration wird unterstützt.

Definitionen:

PRGF = Plasma Rich in Growth Factors:
Dies führt zur Verkürzung der Rehabilitation bzw. Rekonvaleszenz nach Brüchen, Muskel- und Sehnenverletzungen sowie nach chirurgischen Eingriffen. Insgesamt wird die Wundheilungsphase durch konzentrierte Wirkung von Wachstumsfaktoren verkürzt und das Komplikationsrisiko erheblich vermindert.

A-PRF = Advanced Platelet Rich Fibrin:
Therapie mit Leukozyten und plättchenreichem Fibrin zur Förderung der Wund- und Knochenheilung sowie der Aufbaukräfte. Auch hierbei handelt es sich um eine autologe Zellextrakt-Therapie.

Diese ebenfalls hochwirksame und nebenwirkungsfreie PRF-Therapie wurde 2009 von Prof. Dr. Joseph Choukron auf den Markt gebracht und ist EU-weit patentiert und zugelassen. Weit mehr als 100 wissenschaftliche Publikationen belegen die Effektivität und biologische Sicherheit dieser Therapie.

Wir bevorzugen das A-PRF, da es durch den Gehalt an Leukozyten die „Gute Entzündung", welche Gewebe regeneriert, aufrechterhält. Weiterhin enthält das A-PRF durch die langsame und schonende Zentrifugation 1,2 % Stammzellen. Da keinerlei Fremdstoffe verwendet werden, kommt es beim A-PRF zu keinerlei Fremdkörperreaktion. Wunden heilen schnell und perfekt zu, das Knochenwachstum wird angeregt.

5.d. Ozon – biologische Beseitigung von Bakterien und Viren ohne Nebenwirkung

Wir haben es oft mit chronisch oder akut infizierten Bereichen des Kieferknochens und des Zahnfleisches zu tun. Das Paradebeispiel ist der wurzelbehandelte Zahn, der schon den Knochen geschädigt hat.

Hier wird zur lokalen Desinfektion Ozon eingesetzt. Ozon hat keinerlei Nebenwirkungen, tötet aber Bakterien, Viren und Pilze in einem Radius von bis zu
einem Zentimeter ab.

Ozon ist eine Art Super Sauerstoff. Als starkes Oxidationsmittel wirkt Ozon
außerdem blutstillend und es beschleunigt den Heilungsprozess.

Das Ozontherapiegerät erzeugt in speziellen Ansätzen ein „Minigewitter" und
bildet dabei OZON. Dabei leuchtet das Ansatzstück aus Glas hellorange auf
und es gibt einen knisternden Summton. Es entsteht Ozon. Dabei hat Ozon auch
noch folgende Vorteile:

- Das Ozongas dringt in kleinste Fissuren, Wurzelkanäle und sonstige
  Bakterienschlupfwinkel ein.
- Es sind keine Allergien bekannt.
- Nebenwirkungen wie bei Antibiotika sind nicht bekannt.
- Man kann Ozon außerdem
  - bei der Behandlung von Aphten, Herpes, Mykosen,
  - bei der Behandlung von Entzündungen und Wunden
  - sowie bei Periimplantitisbehandlungen und Zahnextraktionen
    einsetzen.

NICO Behandlung mittels Ozon

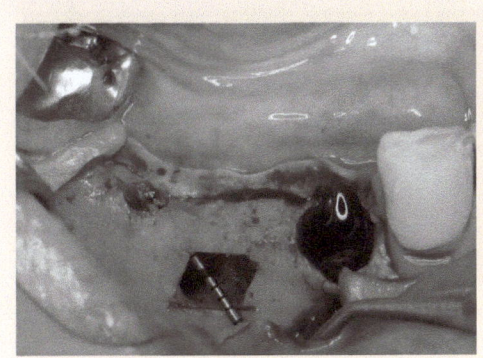 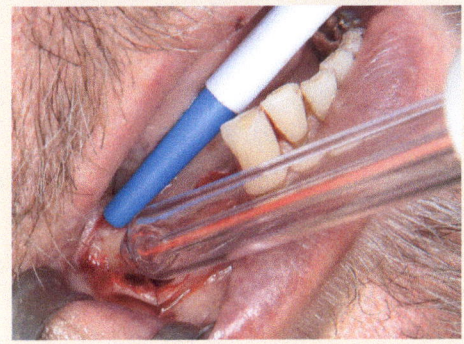

Abb. 65: Die Sonde zeigt den Hohlraum   *Abb. 66: Mit Ozon wird der Bereich sterilisiert*

5.e. Biologischer Knochenaufbau

In vielen Fällen gelingt es mit Hilfe der „bone growing implants" einen Knochenaufbau ohne fremde Ersatzmaterialien durchzuführen.

Die sogenannte Tulpe des SDS-Standardimplantats schafft durch den Durchmesser von 6 mm einen Raum, in den neuer Knochen einwächst. Beim Sinusimplantat schafft der „Sonnenschirm" am Ende des Implantats einen Raum, der mit neuem Knochen zuwächst.

Die Systematik ist schon seit vielen Jahren wissenschaftlich untersucht und wurde von SDS bei den Implantatformen berücksichtigt.

Behandlung großer Defekte mittels Ozon und Implantat

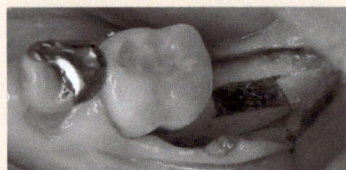

Abb. 67: Vorbereitung für Reinigung und Sterilisation mittels Ozon

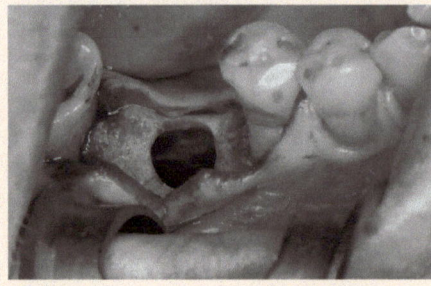

Abb. 68: Vorbereitung für Implantat

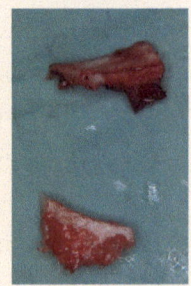

Abb. 69: NICO's

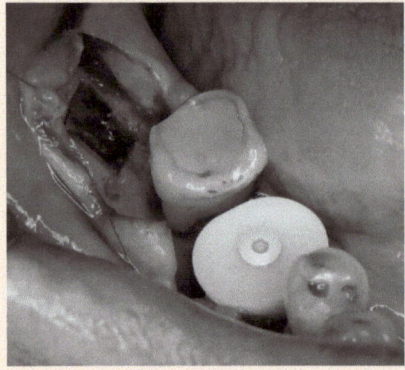

Abb. 70: Mit einem Spezialimplantat von SDS können große Defekte nach akribischer Reinigung und Sterilisation mittels Ozon versorgt werden

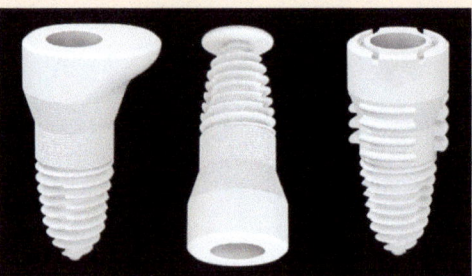

Abb. 71: Bone Growing Implants von SDS Swiss Dental Solutions

Kapitel 6

Typische
Behandlungssequenzen

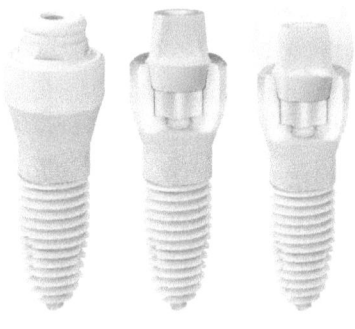

6.a. Ablauf der Behandlung

Bedingt durch die Behandlungskonzepte „short cut" und „all in one" ist die Anzahl der Behandlungstermine minimal. Dafür wird im Vorfeld sehr gründlich untersucht und diagnostiziert. Es wird Wert auf ausreichend vorhandene Vitalstoffe gelegt.

6.b. Anamnese, Untersuchung und Befund

Hier wird abgeklärt, wie es zum Schaden kam und wie der momentane Befund ist. Des Weiteren werden Ihre Wünsche erfragt und abgeklärt, ob diese auch so durchführbar sind. Selbstverständlich wird auch nach den finanziellen Möglichkeiten gefragt. Es wird überprüft, ob allgemeinmedizinische Beschwerden mit dem Zustand im Mund zu tun haben können.

6.c. Diagnostik: DVT, Modellanalyse

Zur genauen Diagnostik stehen unter anderem die dreidimensionale Röntgentechnik, das dentale Volumentomogramm zur Verfügung. Die digitale Volumentomographie (DVT) stellt die Basisdiagnostik dar und gibt uns Einblicke in Knochenstrukturen, Erkrankungen der Kieferhöhlen, Zustand der Zähne und Ausbreitung von entzündlichen Prozessen sowie verborgenen Störfeldern.

Ein Fotostatus dokumentiert den momentanen Zustand des Mundes. Mit Abdrücken wird die Grundlage der zahntechnischen Arbeit gelegt. Der Zahntechniker stellt daraus Modelle aus Gips her. So kann die Kopie Ihrer Mundsituation untersucht werden.

In der Modellanalyse können Zähne optimiert und fehlende Zähne wieder aufgestellt werden. Diese Modellanalyse wird später digitalisiert und mit dem 3D-Röntgenbild zur Deckung gebracht. Nun kann bei fehlenden Zähnen die genaue Position, Achsausrichtung und Größe eines notwendigen Implantates festgelegt werden. Mit diesen Daten können Schablonen hergestellt werden, mit deren Hilfe der Behandler die Planung genau in den Mund übertragen kann.

6.d. Biologische Tests: Vitamin D3, Procain Provokationstests

Mit einem neuraltherapeutischen Verfahren, dem Procain Provokationstest, kann vorab festgestellt werden, ob ein Zusammenhang zwischen allgemeinmedizinischen Problemen und Störfeldern im Mund vorhanden ist.

Der Hausarzt wird gebeten, den Vitamin D3 25 OH Wert sowie den Wert des Colesterols (LDL) zu bestimmen. Aufgrund dieser Werte kann der Vitamin D3 Speicher in einem ersten Schritt bis auf 70 ng/ml aufgefüllt und die Erhaltungsdosis berechnet werden.

6.e. Die prothetische Versorgung – metallfrei und schön

Bei der Versorgung der Implantate und eventuell noch zu behandelnder Zähne wird konsequent metallfrei vorgegangen. Es werden Vollkeramiksysteme verwendet, die mit neutralen Zementen eingesetzt werden. So gelingt es, die komplette Versorgung ohne Metalle herzustellen. Selbst bei herausnehmbarem Zahnersatz kann mittlerweile mit PEEK als Basismaterial metallfrei gearbeitet werden.

Die prothetische Versorgung – metallfrei und schön

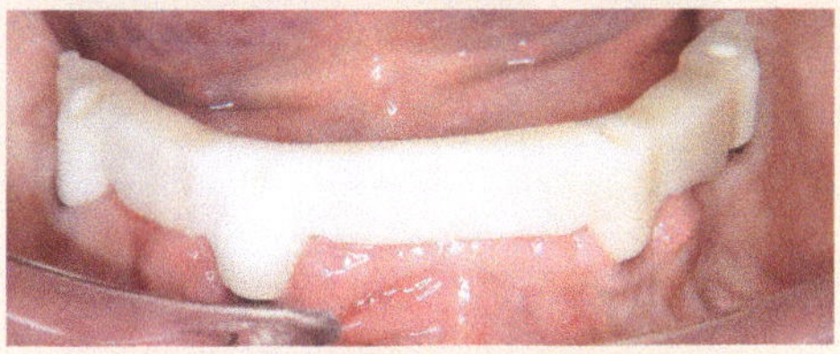

Abb. 72: Steg aus Keramik

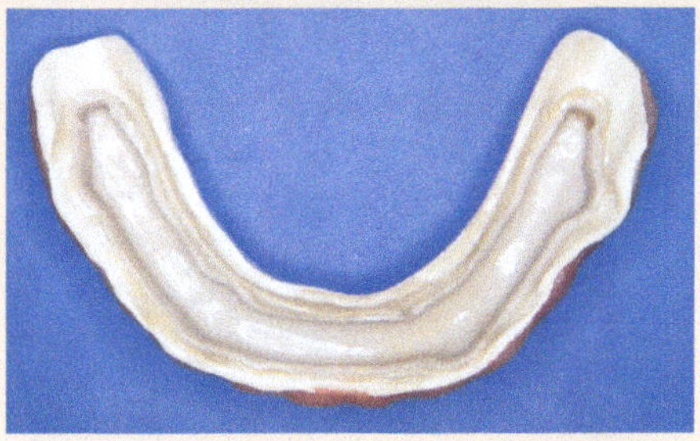

Abb. 73: Prothesenunterseite aus PEEK

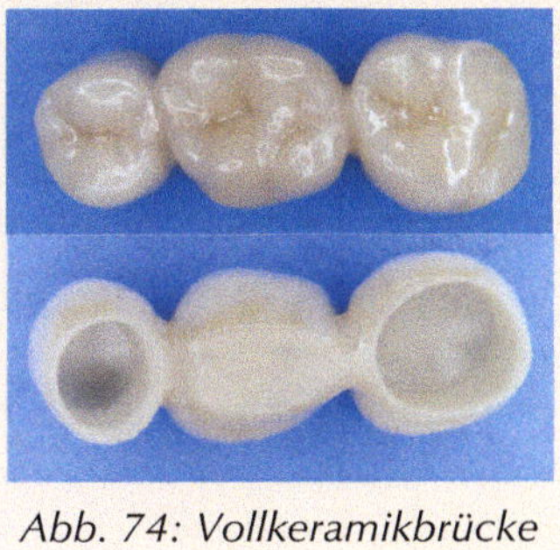

Abb. 74: Vollkeramikbrücke

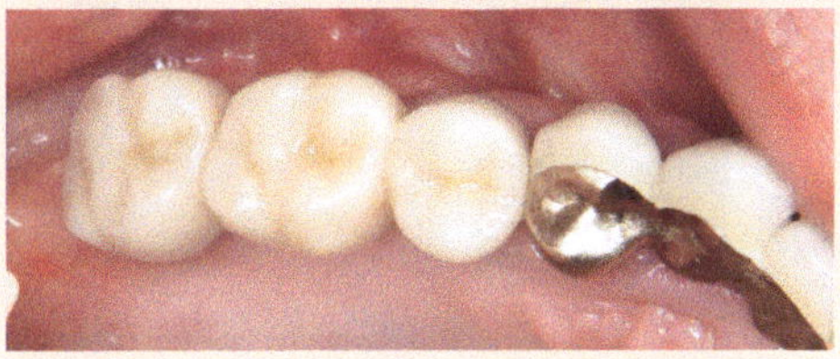

Abb. 75: Die Vollkeramikbrücke im Mund

Die folgenden Bilder zeigen typischen konventionellen Zahnersatz. Prothesen führen oft zu Fremdkörperempfindungen. Im Laufe der Zeit können die Restzähne wegen Überlastung geschädigt werden.

Konventioneller Zahnersatz

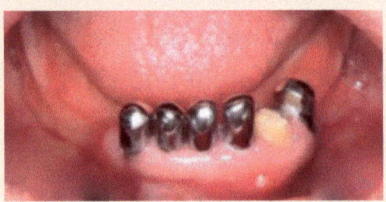

Abb. 76: Telekopierende Kronen
im Unterkiefer

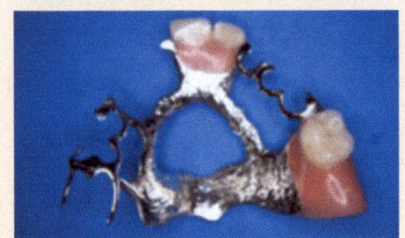

Abb. 77: Klammerprothese im Oberkiefer

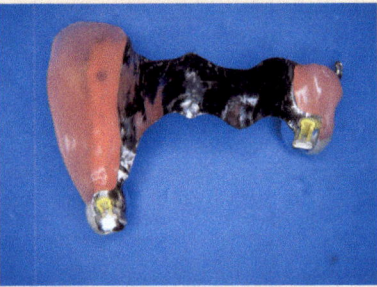

Abb. 78: Geschiebeprothese

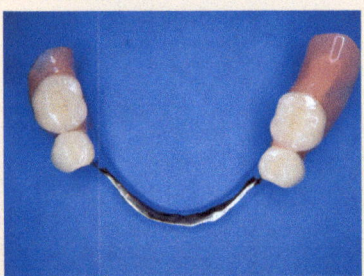

Abb. 79: Teilprothese im Unterkiefer

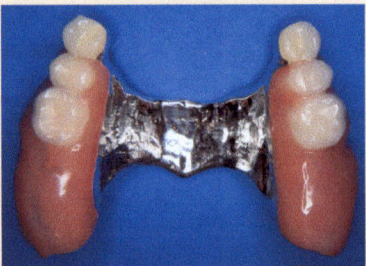

Abb. 80: Teilprothese im Oberkiefer

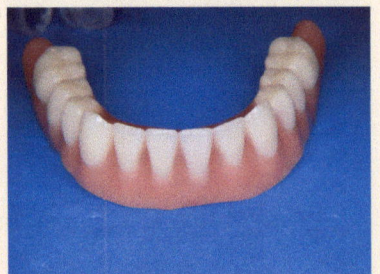

Abb. 81: Totalprothese beim zahnlosen
Unterkiefer

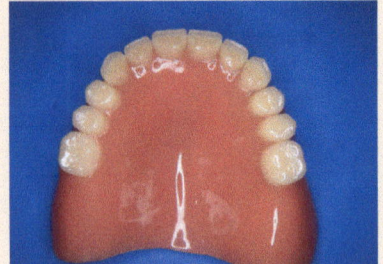

Abb. 82: Totalprothese beim zahnlosen
Oberkiefer

„Socket Preservation"

Wenn ein Zahn entfernt werden muss, verändern sich der Knochen und das Zahnfleisch in relativ kurzer Zeit. Während den ersten 6 Wochen nach Entfernung des Zahnes schrumpft der Knochen, der den Zahn umgeben hatte, um 40 %.

Um eine Implantation durchzuführen zu können oder die Form des Kiefers für eine Brücke zu erhalten wird eine Behandlung durchgeführt, die als „Socket Preservation" bezeichnet wird, also eine Erhaltung des zahnumgebenden Gewebes. Dabei geht es sowohl um das Zahnfleisch als auch um den sogenannten Bündelknochen.

Es sind diverse Behandlungsmethoden mit Knochenersatzmaterialien und Verpflanzungen von Zahnfleisch beschrieben worden. Die aus unserer Sicht beste, schnellste und voraussagbarste Methode ist die Sofortimplantation. Hierbei wird direkt nach der Entfernung des Zahnes und dem Säubern und Dekontaminieren von Knochen und Zahnfleisch ein Implantat in das nun leere Knochenfach gesetzt.

Durch das Entfernen des Zahnes wird vom Körper ein Programm eingeleitet, um das „Loch" schnellstmöglich zu schließen, damit keine schädlichen Stoffe ins Körperinnere gelangen können. Alle Systeme sind auf Heilung programmiert. Der Verschluss des „Lochs" durch ein Implantat hilft dem Körper zusätzlich.

Die Verwendung eines Keramikimplantates hat sich dabei besonders bewährt. Die von Dr. Volz in Kreuzlingen entworfenen Keramikimplantate stützen durch ihre Form das Zahnfleisch, sodass ein Rückgang verhindert wird. Da das Zahnfleisch an das Keramikimplantat anwächst, wird gleichzeitig dafür gesorgt, dass keine Bakterien aus dem Mundraum in den Körper gelangen können.

Für den Patienten bedeutet dieses Vorgehen eine schnelle und sichere Wiederherstellung von Ästhetik und Funktion. Das spart Zeit und ist minimalinvasiv.

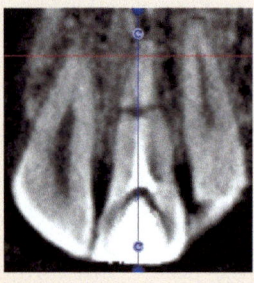

Abb. 83: Im Röntgenbild ist ein horizontaler Bruch des Zahnes zu sehen

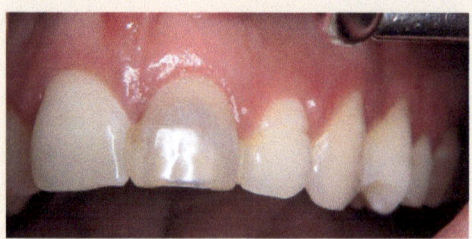

Abb. 84: Ein wurzelbehandelter Zahn ist horizontal gebrochen, hat eine Entzündung an der Wurzelspitze und muss entfernt werden

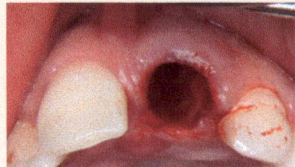

Abb. 85: Das entzündliche „Granulom" wurde entfernt

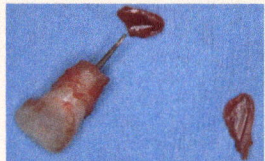

Abb. 86: Entfernter Zahn und Granulom

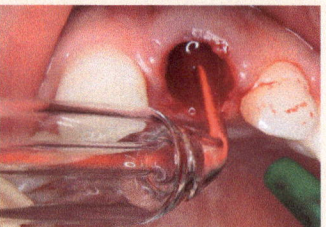

Abb. 87: Das Knochenfach (Alveole) wird mit Ozon dekontaminiert

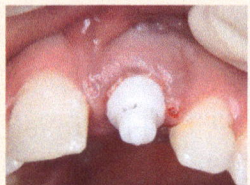

Abb. 88: Das Keramikimplantat wurde gesetzt – kein Schnitt, keine Naht, keine Nachbeschwerden

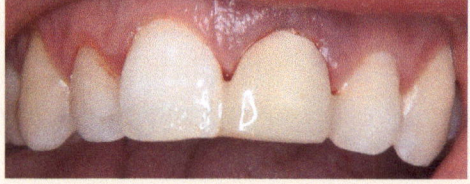

Abb. 89: In der gleichen Behandlungssitzung wird eine provisorische Krone eingesetzt. Die „Socket Preservation" ist bestmöglich gelungen.

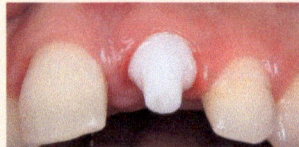

Abb. 90: Nach 3 Monaten kann die Vollkeramikkrone hergestellt und eingesetzt werden. Die Entzündung ist komplett abgeheilt. Das Zahnfleisch ist gesund und blassrosa.

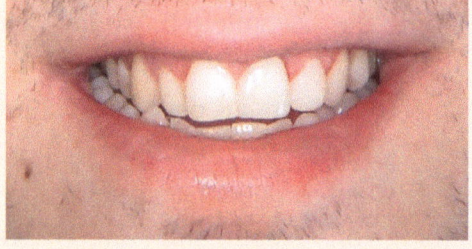

Abb. 91: Die Vollkeramikkrone ist eingesetzt

Frontzahnersatz „Schaltlücke"

Als „Schaltlücke" bezeichnet man eine Zahnlücke, bei der auf beiden Seiten noch mindestens ein Zahn vorhanden ist.

Versorgung einer Schaltlücke im Oberkiefer Frontbereich:

Techniken:

- Keramikimplantat, Zirkonimplantat
- Metallfreie zementierte Versorgung
- minimalinvasiv
- Wurzelrestentfernung minimalinvasiv mit Benex-System
- transgingival (ohne Schnitt und Naht): Setzen des Zirkonimplantates durch das Zahnfleisch
- Navigierte Implantation mit 3D-Bohrschablone
- Sofortbelastung

Vorteile für den Patienten:

- Keine Metallbelastung
- Zahnfarbenes Implantat
- Extrem zahnfleischfreundlich (Zahnfleisch wächst an die Keramik an)
- Zeitgewinn (Versorgung in 3 Sitzungen)
- Sofortiger Lückenschluss
- Kurze Implantationsdauer
- Keine Schwellung
- Kein Hämatom
- Keine Nahtentfernung
- Keine Beeinträchtigungen nach Implantation
- Ausschluss von Risiken durch 3D-Bohrschablone
- Exakte Position und Ausrichtung des Keramikimplantates durch 3D-Planung

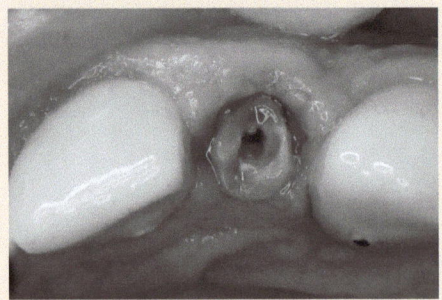

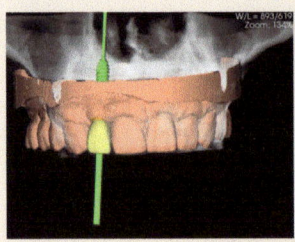
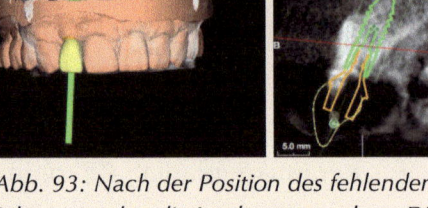

Abb. 92: Zustand vor der Implantation: Schaltlücke im Oberkiefer mit Wurzelrest

Abb. 93: Nach der Position des fehlenden Zahnes werden die Implantate geplant. Die Planung wird in eine voll navigierende 3D-Bohrschablone umgesetzt.

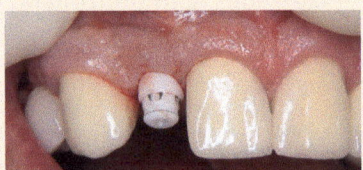
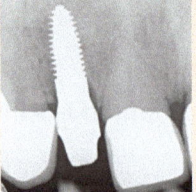
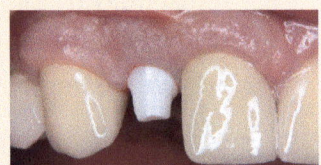

Abb. 94: Direkt nach der Implantation

Abb. 95: Das Röntgenkontrollbild

Abb. 96: Das Keramik-implantat ist beschliffen

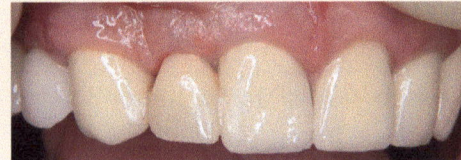
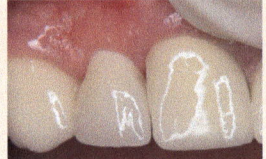

Abb. 97: Die provisorische Krone kann sofort eingesetzt werden

Abb. 98: Nach 3 Monaten erfolgt die definitive Versorgung mit einer Vollkeramikkrone

Versorgung einer Schaltlücke im Oberkiefer Frontbereich 11:

Indikation: Fehlgeschlagene Wurzelbehandlung mit Ausbildung einer Zyste. Sensibler Frontzahnbereich.

Behandlung nach gründlicher Diagnostik und Planung:

- Der Wurzelrest wird minimalinvasiv mit dem Benex-System entfernt.
- Die Desinfektion nach Zystenentfernung erfolgt mit Ozon.
- Das Keramikimplantat wird transgingival (ohne Schnitt und Naht) gesetzt.
- Die Implantation wird mit der 3D-Bohrschablone durchgeführt.
- Es erfolgt eine Sofortversorgung, bei der die „alte" Krone umgebaut wird.

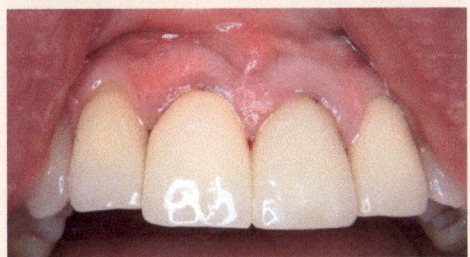

Abb. 99: Zustand vor der Implantation: Eine Fistel ist über dem Zahn 11

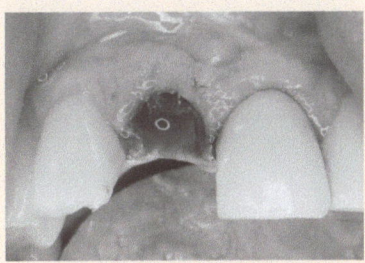

Abb. 100: Atraumatisches Entfernen des Zahns

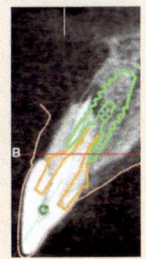

Abb. 101: Die 3D-Planung des Implantats

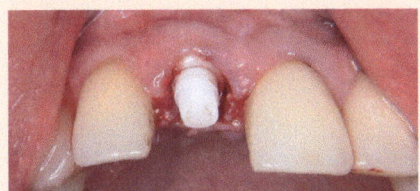

Abb. 102: Direkt nach der Implantation des Keramikimplantats

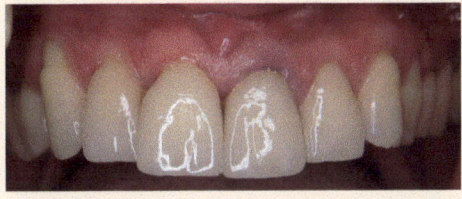

Abb. 103: Eingesetzte provisorische Krone kurz nach der Implantation

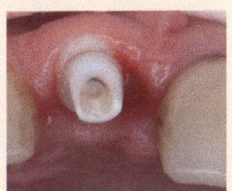

Abb. 104: Das leicht beschliffene Zirkonimplantat 3 Monate später

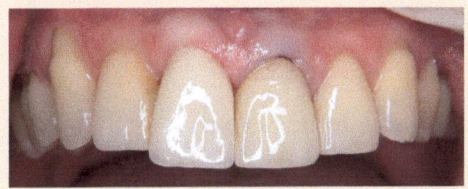

Abb. 105: Die Vollkeramikkrone direkt nach dem Einsetzen

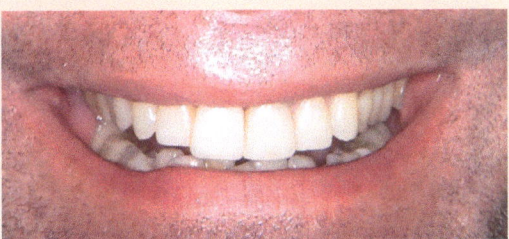

Abb. 106: Fertige Implantatversorgung mit Vollkeramikkrone

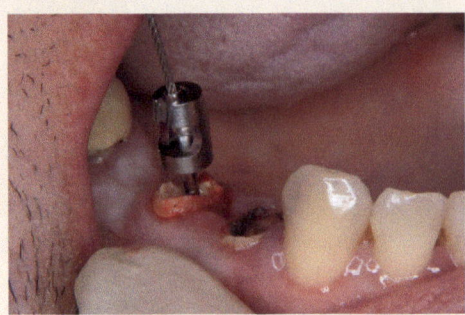

Abb. 107: Benex-Schraube in den Zahn
geschraubt

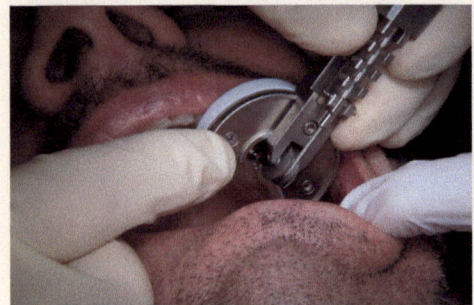

Abb. 108: Benex-System an den
Nachbarzähnen abgestützt

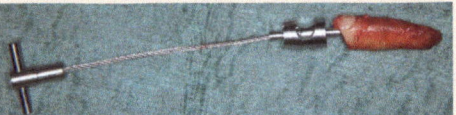

Abb. 109: Zahnwurzel atraumatisch entfernt

Schaltlücke in der Front:

Indikation: Der Patient hat einen röntgenologisch sichtbaren Misserfolg einer Wurzelbehandlung sowie einen devitalen Zahn. Die mittleren Schneidezähne sind seit mehr als 20 Jahren überkront.

Eine biologische Vorbehandlung mit D3-Substitution wird durchgeführt.

Behandlung:

- Nach dem Short-cut-Verfahren werden die Zähne entfernt, es wird implantiert und sofort eine provisorische Krone eingegliedert.
- Nach 6 Monaten erfolgen der Abdruck und die prothetische Versorgung. Weder Zahnfleisch noch Knochen gingen dank dieser Systematik verloren.

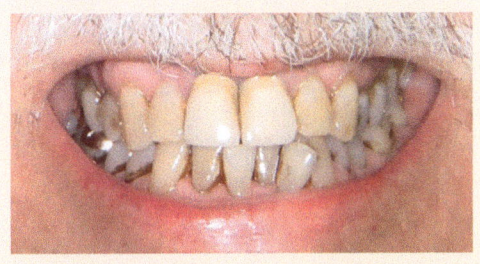

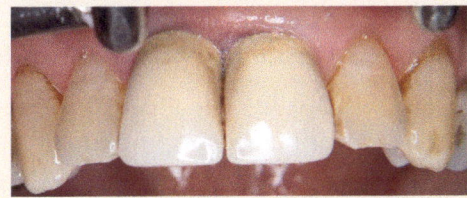

Abb. 111: Die Mittleren Schneidezähne sind seit mehr als 20 Jahren überkront

Abb. 110: Ausgangssituation: röntgenologisch sichtbarer Misserfolg einer Wurzelbehandlung und devitaler Zahn

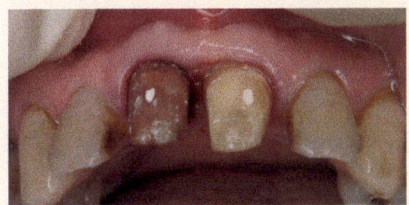

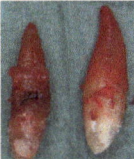

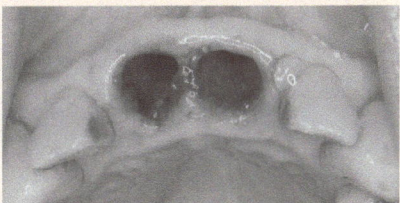

Abb. 112: Atraumatisches Entfernen der Zähne

Abb. 113: Zahn-wurzeln

Abb. 114: Zähne entfernt

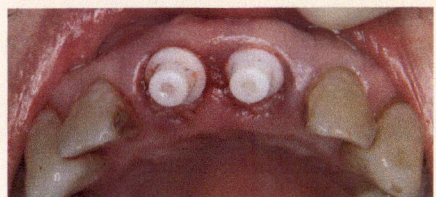

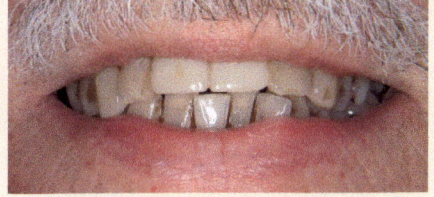

Abb. 115: Einsetzen der Implantate

Abb. 116: Provisorische Krone

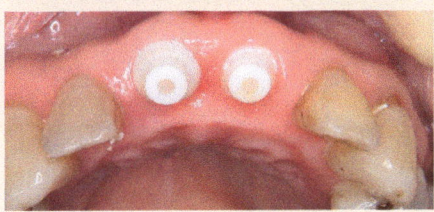

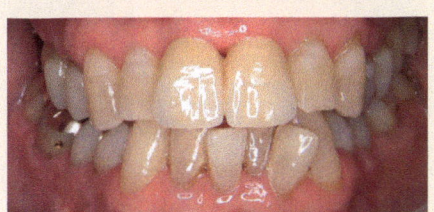

Abb. 117: Gesunde Zahnfleischverhältnisse

Abb. 118: Einsetzen der Vollkeramikkrone

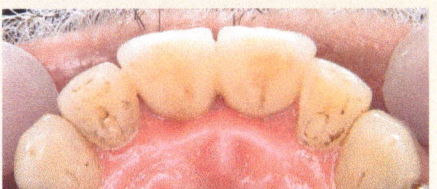

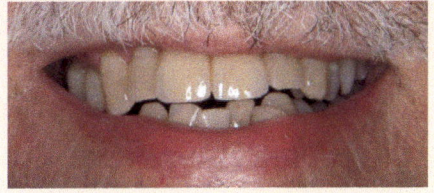

Abb. 119: Die Vollkeramikkronen vom Gaumen aus betrachtet

Abb. 120: Das natürlich wirkende Lippenbild

Seitenzahnersatz „Schaltlücke"

Versorgung einer Schaltlücke im Unterkieferseitenzahngebiet:

Indikation: Versorgung von 2 fehlenden Zähnen. Ein implantatgetragener Zahnersatz war gewünscht, um die Zähne nicht zu beschleifen und zu überlasten. Durch die zahnfarbenen Implantate sollte möglichst atraumatisch und metallfrei versorgt werden. Es wird nach dem Short-cut-Verfahren vorgegangen.

Vorgehen: Nach 3D-Röntgen und Modellanalyse konnte transgingival implantiert werden. Es wird lediglich das Zahnfleisch gestanzt. Dadurch sind weder Schwellung noch Hämatom oder Nachschmerz zu erwarten.

Versorgung einer Schaltlücke im Unterkieferseitenzahngebiet

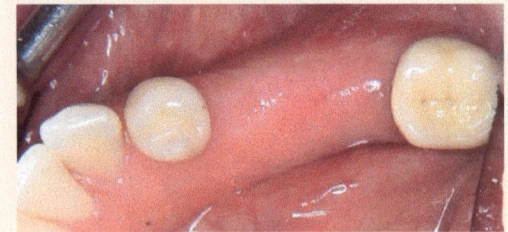
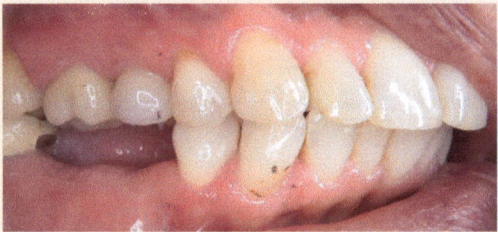

Abb. 121: Zustand vor der Implantation: Schaltlücke im Unterkiefer

Abb. 122: Zwei Backenzähne fehlen

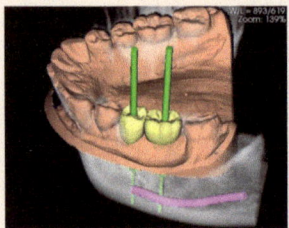
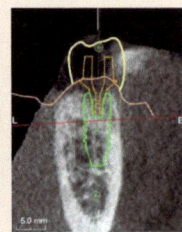
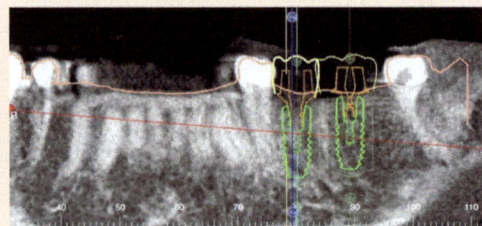

Abb. 123: Nach der Position der fehlenden Zähne werden die Implantate geplant. Die Planung wird in eine voll navigierende 3D-Bohrschablone umgesetzt.

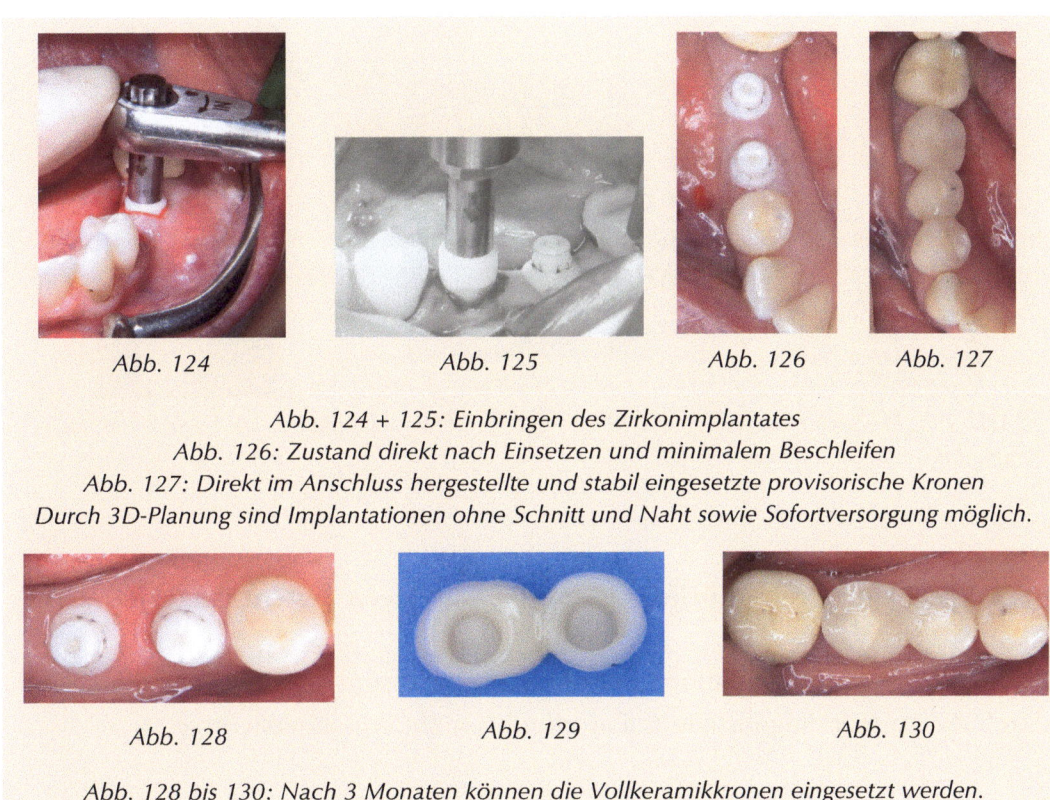

Abb. 124	Abb. 125	Abb. 126	Abb. 127

Abb. 124 + 125: Einbringen des Zirkonimplantates
Abb. 126: Zustand direkt nach Einsetzen und minimalem Beschleifen
Abb. 127: Direkt im Anschluss hergestellte und stabil eingesetzte provisorische Kronen
Durch 3D-Planung sind Implantationen ohne Schnitt und Naht sowie Sofortversorgung möglich.

Abb. 128	Abb. 129	Abb. 130

Abb. 128 bis 130: Nach 3 Monaten können die Vollkeramikkronen eingesetzt werden.

Seitenzahnersatz „Freiendlücke"

Eine „Freiendlücke" – der Zahnmediziner spricht auch von „Freiendsituation" – ist ein Kieferabschnitt ohne Zähne, der nur zur Mitte hin durch einen Zahn begrenzt ist. Eine Freiendlücke ist mit herkömmlichen prothetischen Behandlungsmaßnahmen nur schwer zu restaurieren, daher wird sie heute wie bei einer Schaltlücke durch ein Zahnimplantat geschlossen.

Versorgung einer Freiendlücke mit Implantat und Vollkeramikkrone

Abb. 131: Ausgangssituation

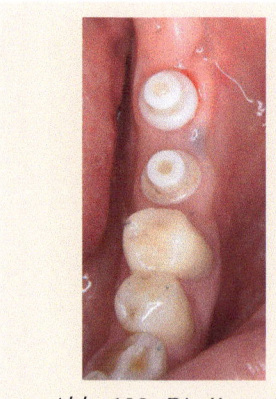

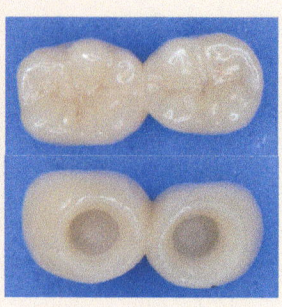

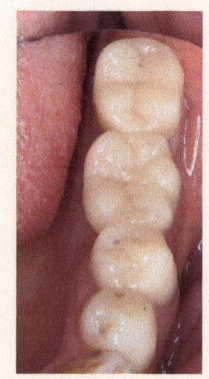

Abb. 132: Die Keramik-
implantate nach 3 Monaten

Abb. 133: Die
vollkeramischen Kronen

Abb. 134: Die Kronen nach
dem Zementieren

Versorgung einer Freiendlücke beidseits im Oberkiefer Seitenzahngebiet:

Zustand vor der Implantation: Die Backenzähne sind locker (3. Grades) und durch die zu spät diagnostizierte Parodontitis nicht erhaltungswürdig.

Zunächst erfolgt ein Prophylaxeprogramm. Anschließend werden die lockeren Zähne entfernt. Trotz schwachem Knochenangebot gelingt die stabile Einbringung von insgesamt 4 Keramikimplantaten. Nach 3 Monaten ist die Behandlung abgeschlossen. 4 neue große Backenzähne mit Vollkeramikkronen vervollständigen nun die Zahnreihe. Ein anschließendes lebenslanges Erhaltungsprogramm sowie Vitaminsubstitutionen sind nun nötig, um einen Langzeiterfolg zu erreichen.

Versorgung einer Freiendlücke beidseits im Oberkiefer Seitenzahngebiet

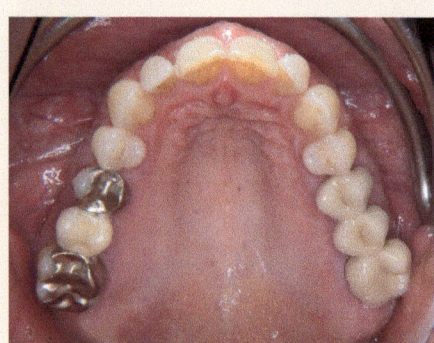

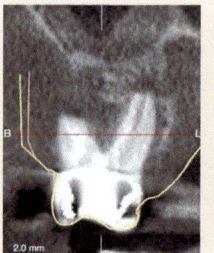

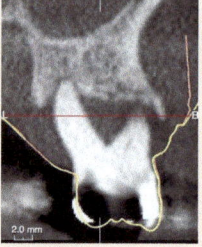

Abb. 136: Das Röntgenbild zeigt den
Knochenabbau

Abb. 135: Ausgangssituation: Lockere
Backenzähne, eine Parodontitis hat zu
massiven Knochenverlusten geführt

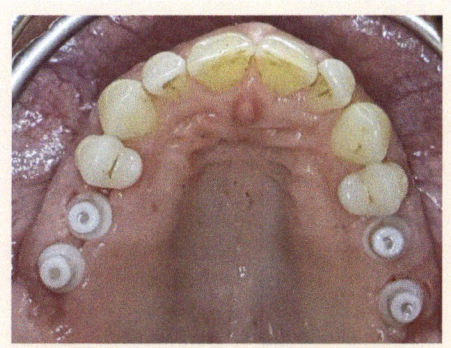

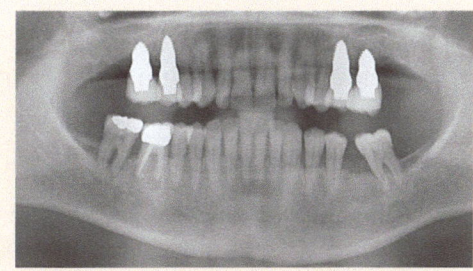

Abb. 138: Das Röntgenbild mit den
Implantaten

Abb. 137: Nach dem Entfernen der Zähne
werden 4 Keramikimplantate gesetzt

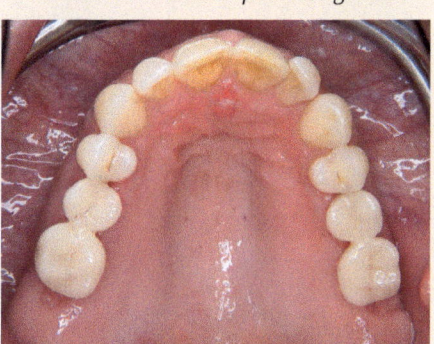

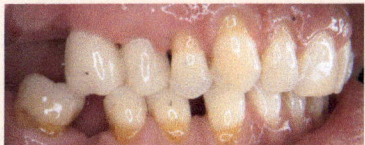

Abb. 140 + 141: Die Seitenzähne sind wieder
in Funktion

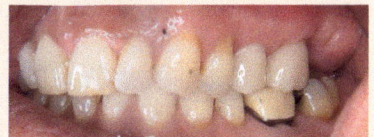

Abb. 139: Die fertige Vollkeramik
versorgung

Abb. 141

Komplexe Komplettversorgungen

Am folgenden Beispiel wird das Vorgehen bei einer All-in-one-Versorgung im
Ober- und Unterkiefer gezeigt.

Probleme des Patienten:

- Parodontitis
- Diverse NICO´s
- Lockerung der Zähne und Zahnverlust
- Kauen nicht mehr richtig möglich
- Das Aussehen ist stark kompromittiert

Wunsch des Patienten:

- Feste Zähne
- Das Aussehen soll verbessert werden

Vorteile für den Patienten:

- Keine Metallbelastung, das Immunsystem wurde entlastet
- Extrem zahnfleischfreundlich – Parodontitisvorbeugung
- Zeitgewinn (Versorgung in 3 Sitzungen)
- Kurze Implantationszeit
- Keine Schwellung und Hämatom
- Kein Fremdmaterial

All-in-one Komplettversorgung im Ober- und Unterkiefer

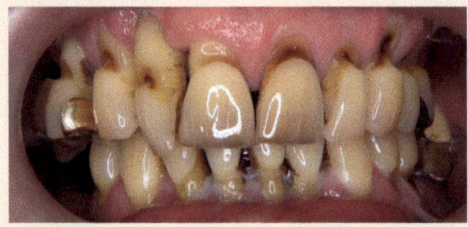

Abb. 142: Die Ausgangssituation

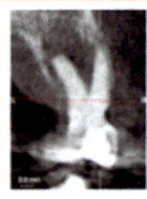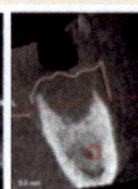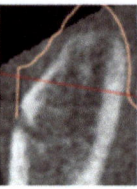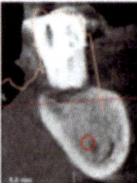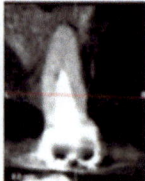

Abb. 143: Die Details vor der Behandlung im 3D-Röntgenbild: Knochendefekte, wurzelbehandelte Zähne und Kieferabschnitte ohne Knochen (NICO)

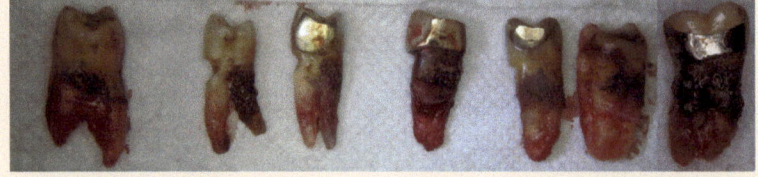

Abb. 144: Hoffnungslose Zähne mit dunklen Zahnsteinablagerungen wurden entfernt

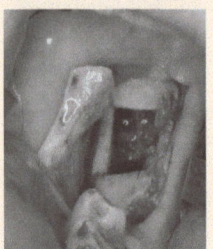

Abb. 145: NICO's entfernen

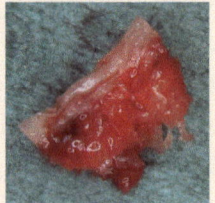

Abb. 146: Statt Knochen nur fettiges und öliges Gewebe

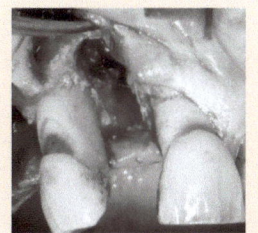

Abb. 147: Ein Knochendefekt fast bis zur Wurzelspitze des Zahnes 12

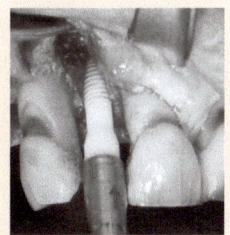

Abb. 148: Das Implantat wird stabil inseriert

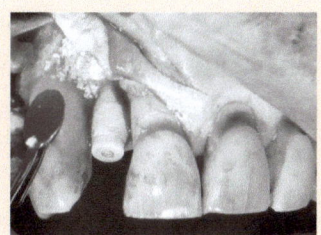

Abb. 149: Das Implantat Regio 12 ist gesetzt

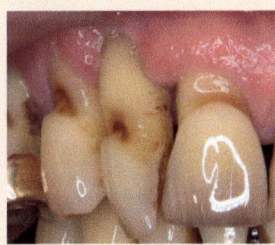

Abb. 150: Der extreme Knochen- und Zahnfleischabbau an Zahn 12

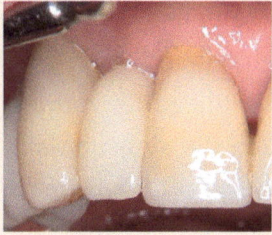

Abb. 151: Gewinn an Zahnfleisch und Knochen in der Regio 12

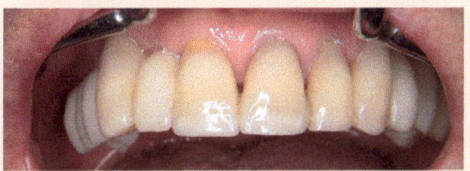

Abb. 152: Völlig metallfreie Keramikversorgung im Oberkiefer

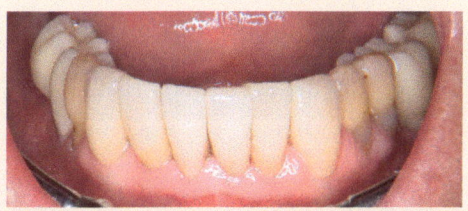

Abb. 153: Fertige Situation im Unterkiefer

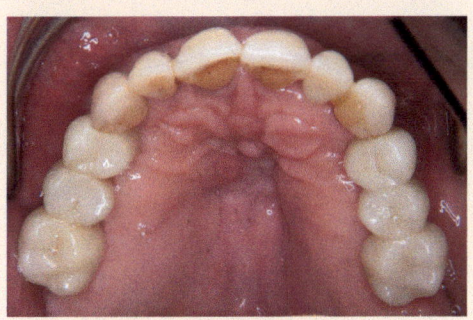

Abb. 154: Blick auf den eingesetzten Oberkiefer

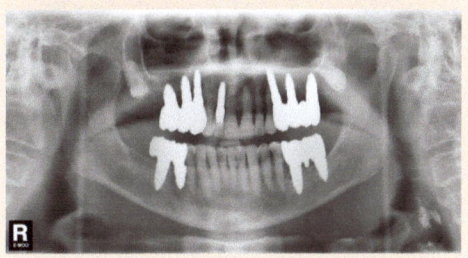

Abb. 155: Das Schlussröntgenbild der Versorgung

Das folgende Beispiel zeigt eine fortgeschrittene Parodontalbehandlung mit All-in-one-Versorgung. Wegen Lockerung, Zahnwanderung, Schmerzen und Aussehen mussten alle Zähne entfernt werden.

Vorgangsweise:

- Die Behandlung wurde mit einem Prophylaxeprogramm begonnen. Der Vitamin-D3-Spiegel wurde auf 70 ng/ml abgehoben.
- Die Entzündung ging stark zurück.
- In einem Eingriff pro Kiefer wurden alle Zähne entfernt, Zysten behandelt, NICO´s entfernt und mit Ozon dekontaminiert.
- Anschließend wurden je 8 Keramikimplantate gesetzt. Im Oberkiefer auch die Sinusimplantate zum Knochenaufbau.
- Eine sofortprovisorische Versorgung wurde durchgeführt.
- Nach 4 Monaten wurde zunächst ein Prototyp erstellt. Anschließend wurde nach kleineren Korrekturen eine definitive vollkeramische Versorgung im Ober- und Unterkiefer eingegliedert.
- Das Ergebnis zeigt wieder feste Zähne und keine Entzündungszeichen.
- Es wird eine professionelle Nachsorge betrieben.

Fortgeschrittene Parodontalbehandlung All-in-one

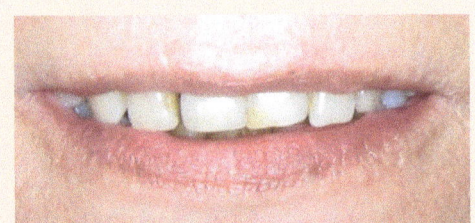

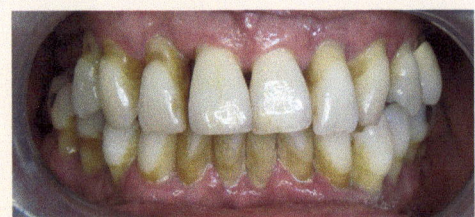

Abb. 156 bis 159: Die Ausgangssituation: Endstadium einer Parodontitis

Abb. 157

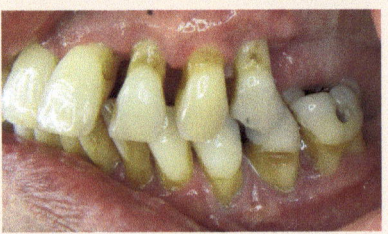

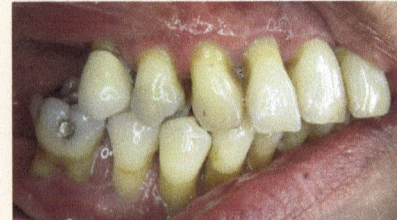

Abb. 158

Abb. 159

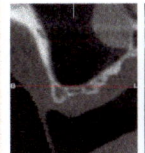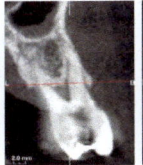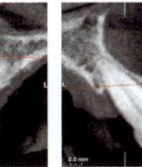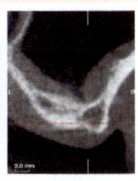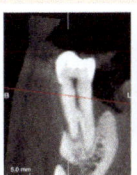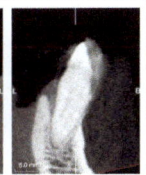

Abb. 160: Das DVT zeigt den starken Abbau des Knochens

Es wurden je 8 Keramikimplantate im Ober- und Unterkiefer gesetzt:

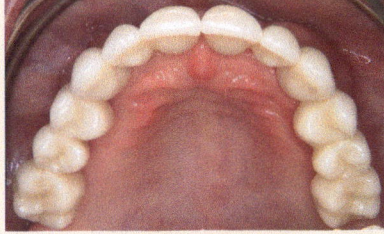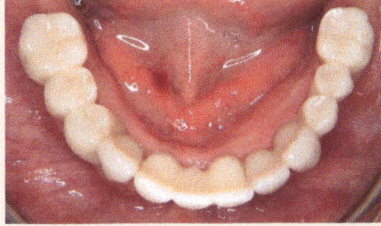

Abb. 161 bis 166: Es wurden jeweils 8 IMPLANTATE GESETZT UND SOFORTPROVISORISCH VERSORGT

Abb. 162

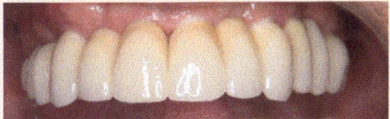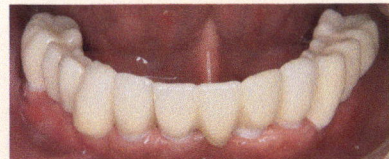

Abb. 163

Abb. 164

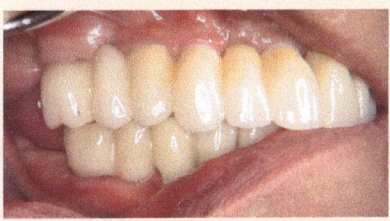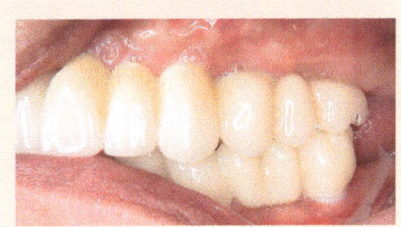

Abb. 165

Abb. 166

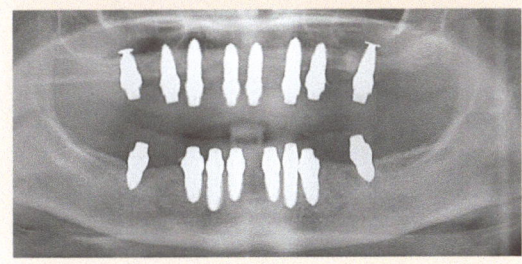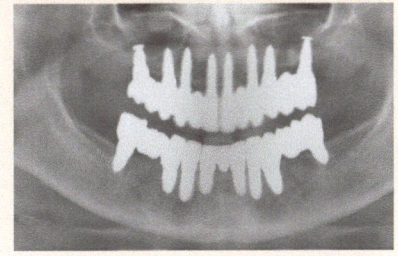

Abb. 167: Röntgenbild nach Setzen der Implantate

Abb. 168: Nach der vollkeramischen Versorgung der Implantate

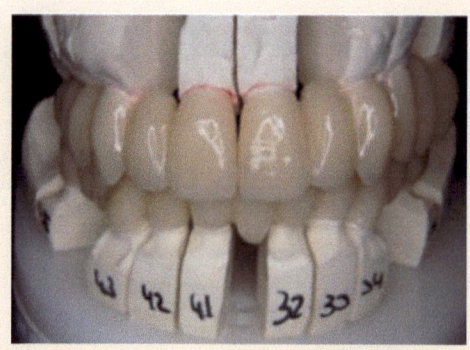

Abb. 169: Die Prototypkronen

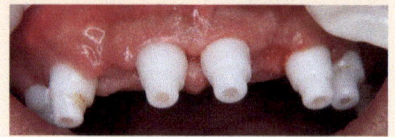

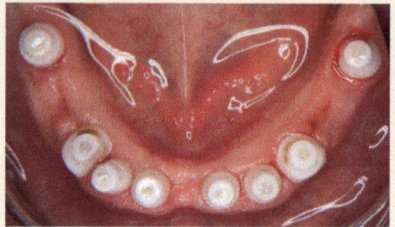

Abb. 170 + 171: Die Keramikimplantate
vor der Abformung

Abb. 171

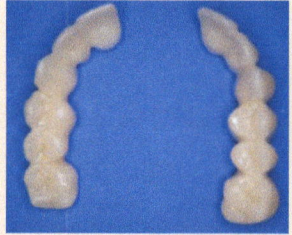

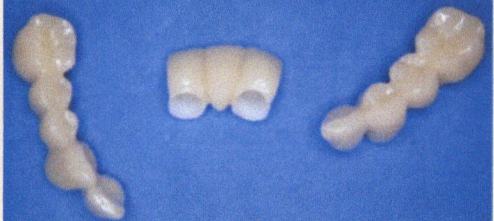

Abb. 172: Die Vollkeramikbrücken

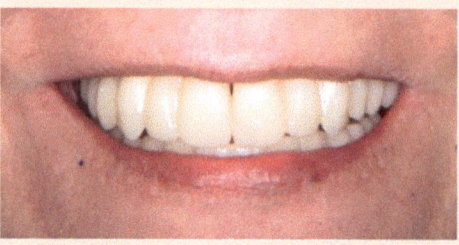

Abb. 173: Die eingegliederte Versorgung aus Keramik

Kapitel 7

Fragen
zu Keramikimplantaten

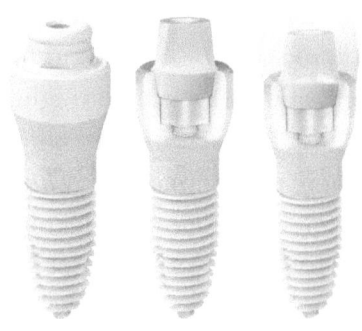

Können Keramikimplantate leicht brechen?

Das Keramikimplantat der 70er Jahre, das Tübinger Sofortimplantat, wurde wieder aufgegeben, da eine hohe Bruchrate des Aufbaus auftrat. Das Material war Aluminiumoxidkeramik. Die heutigen Implantate bestehen jedoch aus Zirkoniumdioxid. Dieses hochfeste Material ist bruchfest. Allerdings gibt es Berichte zum Bruch von sehr dünnen (3 mm Durchmesser) Implantaten. Diese dürfen nur in der vom Hersteller festgelegten Indikation verwendet werden. Schon die 3,8 mm durchmessenden SDS Implantate haben konstruktionsbedingt eine hervorragende Bruchfestigkeit, die sogar über der von Titanimplantaten liegt. Somit ist die Bruchfestigkeit heute kein Problem mehr.

Können Keramikimplantate bei Allergikern eingesetzt werden?

Gerade bei Allergikern ist das Keramikimplantat die erste Wahl, da es weder Partikel abgibt noch vom Immunsystem als störend angesehen wird.

Leider befinden sich in medizinischem Reintitan immer Mikroverunreinigungen, die bei entsprechender Disposition eine Unverträglichkeitsreaktion hervorrufen können. Eine Titanunverträglichkeit kann sich auf viele unangenehme Arten äußern. Trotz der anfänglichen Biokompatibilität von Titanimplantaten können sich auch mit der Zeit Unverträglichkeiten entwickeln.

Für uns sind Keramikimplantate auch deshalb die erste Wahl. Wenn eine Implantatbehandlung durchgeführt werden muss, sollte primär mit metallfreien Versorgungen und Keramikimplantaten geplant werden.

Warum gibt es zweiteilige Keramikimplantate?

Auch bei Keramikimplantaten sind mittlerweile ein- und zweiteilige Implantate erhältlich.

Immer wenn eine Sofortversorgung erfolgen kann, werden einteilige Implantate benutzt. Der Behandler muss die Position des Implantates genau planen und einhalten.

Wenn das Implantat jedoch nicht genügend primäre Stabilität hat, muss es belastungsfrei einwachsen. Dies ist zum Beispiel bei Sinuslift und bei knochenaufbauenden Maßnahmen der Fall. Dafür wurden zweiteilige Implantate eingeführt. Der Pfosten, der der Keramikkrone Halt gibt, wird nach der Einheilphase eingesetzt.

Wachsen Keramikimplantate genauso gut ein wie Titanimplantate?

In den Anfangsjahren der keramischen Implantate kam es öfter zum Nicht-Einwachsen von Implantaten. Interessanterweise war die Entwicklung bei Titanimplantaten ähnlich.

Als ich als Implantologe begonnen habe, waren die Erfolgszahlen bei Implantaten im Oberkiefer sehr schlecht. Dann wurde von relativ glatten Implantatoberflächen auf raue Oberflächen gewechselt. Allein dadurch stieg die Erfolgsquote dramatisch.

Heute sind Keramikimplantate mit einer optimierten Oberfläche versehen (additiv mit Zirkonoxid gestrahlte Oberfläche).

Wenn der Knochen gesund ist und der Vitamin-D3-Spiegel stimmt (> 70 ng/ml) wächst ein Keramikimplantat fast immer ein. Wenn in die Betrachtung die Langzeitentwicklung mit eingerechnet wird, so haben Keramikimplantate deutliche Vorteile, da eine Periimplantitis äußerst selten ist.

Ist die Behandlung mit Implantaten schmerzhaft?

Je nach Umfang der Behandlungsmaßnahmen, die zwischen einer und mehreren Stunden dauern können, ist der Eingriff mehr oder minder belastend. Es ist auch für uns oft erstaunlich, wie gut sich Patienten selbst nach stundenlangen Eingriffen fühlen. Man muss bedenken, dass wir das Immunsystem durch die Behandlung enorm entlasten und durch die Vorbehandlung optimal versorgt haben.

Durch die lokale Betäubung (Spritze) werden Schmerzen sehr gut unterdrückt. Eher belastet das lange Offenhalten des Mundes.

In seltenen Fällen kann die Behandlung mit Sedierung oder gar Vollnarkose durchgeführt werden. Vollnarkose ist aber anschließend belastender.

Gibt es Langzeiterfahrung mit Keramikimplantaten?

Zirkonimplantate sind mittlerweile seit ca. 20 Jahren erhältlich. Es liegen 3-, 5- und 7-Jahresstudien vor, die belegen, dass die Erfolgsraten ähnlich gut sind wie bei Titanimplantaten.

Bei Langzeiterfahrungen muss zwischen Erfahrungen von Anwendern und wissenschaftlichen Studien unterschieden werden.

Anwendererfahrungen:

Dr. Volz, der Pionier der Keramikimplantate, kann mittlerweile auf die Erfahrung von mehr als 20 Jahren und mehr als 20.000 (Stand 2018) persönlich gesetzten Keramikimplantaten zurückgreifen.

Nach seiner Erfahrung sind Keramikimplantate mindestens genauso erfolgreich wie Titanimplantate. Bezüglich der Auswirkungen auf die Ästhetik sind Keramikimplantate deutlich überlegen. Wenn man die Auswirkungen des völlig neutralen Materials auf das Immunsystem und damit direkt auf die Gesundheit betrachtet, so sind Keramikimplantate immer das Mittel der ersten Wahl.

Von der SDS-Klinik werden Erfolgsquoten von > 99 % im Frontbereich, > 97 % im Seitenzahnbereich angegeben. Voraussetzung dafür ist das Einhalten der empfohlenen Vorbereitungen. Ein Vitamin-D3-Spiegel von mindestens 70 ng/ml sowie ein niedriger LDL-Wert sind entscheidend für den Langzeiterfolg.

In einer retrospektiven Untersuchung von über 2.000 Keramikimplantaten berichtet die Tagesklinik Konstanz von Erfolgswerten um 96 %.

Wissenschaftliche Studien:

2016 wurden von Prof. Mombelli und Mitarbeitern die bis dahin publizierten Arbeiten zu Keramikimplantaten veröffentlicht.

Dabei schnitten Keramikimplantate leicht (2 %) schlechter (92 %) ab als Titanimplantate. Die meisten Studien hatten jedoch eine geringe Zahl von Keramikimplantaten untersucht.

2017 haben Pieralli, Kohal, Jung, Vach, Spies in der Veröffentlichung „Clinical Outcomes of Zirconia Dental Implants: A Systematic Review" eine Überlebensrate von 95,6 % festgestellt. (326 Patienten, 398 Implantate)

Wie bereite ich meinen Körper optimal auf die Implantation vor?

Wenn eine zahnärztliche Implantation vorgenommen werden soll möchten viele Patienten wissen, ob sie selbst etwas zum Gelingen der Implantation beitragen können.

Da der Körper zum Einheilen von Zahnimplantaten komplexe Umbauvorgänge vollbringen muss, benötigt er gewisse Grundstoffe. Es ist deshalb empfehlenswert, dem Körper ausreichend Vitamine zuzuführen. Insbesondere hochdosiert Vitamin D3 und K2. Diese sind direkt mit dem Knochenstoffwechsel verbunden und können nur ungenügend selbst produziert werden. Untersuchungen zeigen aber, dass die meisten Menschen bei uns einen Mangel an Vitamin D3 haben.

Folgende Vorgehensweise, entwickelt von Dr. Nischwitz, wirkt sich positiv aus:

1. ERNÄHRUNG 1-3 WOCHEN vor der Behandlung
   - kein Alkohol, Tabak, wenig Koffein
   - kein Einfachzucker, Gluten, Milchprodukte
   - viel Schlaf, Sonne/Tageslicht, Bewegung
   - viel Wasser, Gemüse, Salate

2. Hilfreiche Nahrungsergänzungsmittel 3 Wochen präoperativ
   - 2 x 1.000 mg/d Vitamin C zum Essen
   - 2 x 25 mg/d Zink zum Essen
   - 1 Kapsel Vitamin D3 (= 20.000 IE D3)
   - 1 Kapsel Vitamin K mk7 (= 200 Mikrogramm)
   - 4 x Magnesium (Abends) (2000mg)
   - 20 Tbl. Chlorella jeweils morgens und abends (schlucken)

Nach der Implantation weitere 3 Wochen
   - Wie oben und zusätzlich
   - 4 Bromelain
   - 2 Omega 3 (Abend) (ca. 900 mg)

Sind Keramikimplantate teurer als Titanimplantate?

Waren früher Keramikimplantate deutlich teurer als Titanimplantate, sind heute keine Kostenunterschiede bei den Gesamtkosten mehr vorhanden. Damit entfällt auch ein Argument, auf Keramikimplantate zu verzichten.

Was sieht besser aus? Kronen auf Titan- oder Keramikimplantaten?

Prinzipiell ist das Aussehen einer Keramikkrone vom Können des Zahntechnikers abhängig. Die kritische Stelle bei Implantaten ist der Übergang vom Keramikzahn zum Zahnfleisch. Hier hat das Keramikimplantat enorme Vorteile. Allein schon durch die helle Farbe können keine grauen oder dunklen Ränder entstehen. Selbst wenn sich das Zahnfleisch im Lauf der Jahre leicht zurückbilden sollte ist nur die helle Farbe des Implantates zu sehen.

Wie lange dauert die Implantateinheilung im Vergleich?

Die Einheilungszeit für Keramikimplantate ist etwas länger als bei Titanimplantaten. Je nach Knochenstärke muss man mit 3-6 Monaten rechnen. Das Behandlungskonzept der Sofortversorgung gleicht diesen minimalen Nachteil aus. Es werden sofort nach der Implantation Langzeitprovisorien angefertigt und stabil eingesetzt. So hat man direkt einen ansprechenden Zahnersatz, der stabil bis zur definitiven Versorgung hält.

Wie pflegt man die Keramikimplantate?

Neue Zähne auf Keramikimplantaten werden genauso gepflegt wie natürliche Zähne. Es sollte eine weiche Zahnbürste – manuell oder elektrisch – benutzt werden. Wenn die elektrische Zahnbürste benutzt wird, sollte „langsam" eingestellt werden. So wird das Zahnfleisch um Zähne und Implantate nicht zu stark mechanisch gestresst.

Bei der professionellen Zahnreinigung darf das Keramikimplantat nicht gescaled werden. Das bedeutet: keine Reinigung unter dem Zahnfleisch. Der Verbund, der durch das Anwachsen des Zahnfleischs an das Implantat erfolgt ist, würde dadurch zerstört. Die Zahncreme spielt keine große Rolle. Sie sollte nicht aggressiv sein (keine Raucherzahncremes, Bleachingzahncremes) und geschmacklich akzeptabel.

Wie geht es nach der Sanierung weiter?

Auch hier spielt die kausale Therapie eine zentrale Rolle.

Professionelle Zahnreinigungen im individuell festgelegten Abstand von 3-6 Monaten reduzieren die Menge schädlicher Bakterien im Mund. Damit steigt die Gesundheit um Zähne und Implantate.

Der Vitamin-D3-Status sollte lebenslänglich hoch (70 ng/ml) bleiben. Nur so wird sichergestellt, dass der Körper genügend Baustoffe für den Knochen, die Zähne und andere Körperfunktionen hat. Es ist ratsam, diesen einmal jährlich zu testen. Meist wird weiterhin substituiert werden. Wenn man es sich selbst einfach machen will, kann von SDS das „daily use" Präparat verwendet werden. Darin sind alle wichtigen Vitamine und Mineralien enthalten.

Halten Sie Ihr Leben in Balance.

Vermeiden Sie möglichst Umweltstress.

Genießen Sie Ihr Leben.

Fazit

Warum die Zeit reif ist für Keramikimplantate

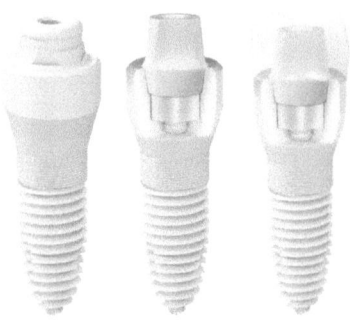

Wir haben in den Kapiteln dieses Buches gesehen, dass sich die Umweltbedingungen verändert haben. Unser Körper ist einem in vielen Bereichen extrem stark gestiegenen Stress ausgesetzt. Physisch sind wir unter anderem elektromagnetischen Strahlen, dem Dauerbegleiter Smartphone, Umweltgiften oder Feinstaub sowie industriell hergestellten Lebensmitteln ausgesetzt. Viele haben auch z.B. durch die Hektik des Alltags und Beziehungsprobleme psychischen Stress. Unser Körper, unser Immunsystem werden immer mehr gefordert.

Deshalb ist es wichtig, das Immunsystem zu entlasten und schädigende vorhandene Störfelder zu beseitigen.

Ein Mangel an Vitaminen und Mikronährstoffen kann diagnostiziert und behoben werden.

Wenn Zähne ersetzt werden müssen, hat sich die Implantattherapie als überlegen erwiesen.

Der Dominoeffekt invasiver Zahnbehandlungen konnte durch die Implantattherapie überwunden werden. Die Nachbarzähne werden geschont und sogar entlastet. Wenn es nun um die Entscheidung geht, welches Material für Implantate und Zahnersatz gewählt werden soll, wäre es töricht, mögliche Gefahren in Kauf zu nehmen.

Wir haben gesehen, dass Keramikimplantate kaum Nachteile gegenüber dem vermeintlichen Goldstandard Titan haben. Selbst in finanzieller Hinsicht gibt es keine Vorteile mehr für Titanimplantate.

Wenn ein Implantat einmal nicht sofort belastet werden kann, stehen uns heute zweiteilige Keramikimplantate zur Verfügung. Selbst bei zweiteiligen Keramikimplantaten gibt es (zumindest bei SDS) keine Spalträume, die sich bakteriell infizieren können.

Selbst wenn ein Knochenaufbau nötig sein sollte haben Keramikimplantate, die sogenannten „bone growing implants", große Vorteile. Der Knochenaufbau kann hier oft ohne Fremdmaterialien durchgeführt werden. Zusammen mit vollkeramischem Zahnersatz können wir heute komplett metallfrei behandeln.

Zudem sind Keramikimplantate einfach schön. Es freut mich jedes Mal, wenn ich die gesunden Zahnfleischverhältnisse um Keramikimplantate sehen kann.

Immer mehr Patienten kommen mit dem ausdrücklichen Wunsch in die Praxis metallfrei behandelt zu werden.

Nachdem ich unfallbedingt selbst eine Implantatbehandlung benötigte, gab es für mich nur die Entscheidung für Keramikimplantate. Ich habe es bis heute nicht bereut und bin vom perfekten Ergebnis, das ich Dr. Volz, meinem Zahntechniker Stefan Suchoroschenko und meinem Prophylaxeteam verdanke, noch immer begeistert. Als bei meiner Schwester und später meiner Schwiegertochter Implantate benötigt wurden, habe ich mich auch hier für Keramikimplantate entschieden.

Ich bin nach 30 Jahren Titanimplantologie froh, die Möglichkeiten der Keramikimplantate nutzen zu können.

Aus meiner Sicht ist die Zeit reif für Keramikimplantate!

Fragen
an den Zahnmediziner

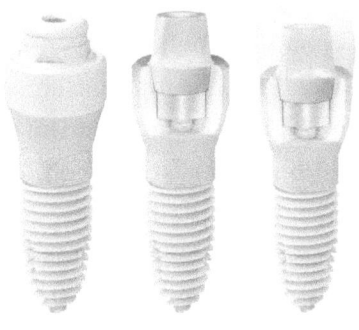

FRAGE: Zahnmedizin gestern und heute: Wie hat man früher gearbeitet und was hat sich heute verändert?

DR. FANKIDEJSKI: Früher ging es um Mechanik. Heute ist die Biologie mindestens genauso wichtig.

Die mechanische Denkweise besagte: Es gibt eine Lücke, also wird eine Brücke eingesetzt. Zähne werden beschliffen und ein Ersatzstück kommt hinein.

Die Folgen des Beschleifens hat man gar nicht so bedacht. Es gab auch keine Alternativen. Beschleifen ist eigentlich eine Verletzung einer biologischen Struktur und in der Folge kann der Zahnnerv absterben. Es kommt zu einer Wurzelbehandlung und gegebenenfalls zum Zahnverlust – ein Dominoeffekt setzt ein, wenn man klassisch mechanisch behandelt. Nach dem Beschleifen ist das Karies- und Parodontitisrisiko jetzt höher. Der Zahn kann verloren gehen. Im Laufe des Lebens addiert sich das von der Einzelkrone bis zur Brücke, weiter zur Teilprothese bis zur Vollprothese. Das ist die klassische Geschichte, wenn man biologisch nichts macht und mechanisch behandelt.

In der weiteren Entwicklung hat man gesagt: Okay, diese Schäden kann man vermeiden. Die Implantologie kam auf. Wenn jetzt ein Zahn fehlt, muss man keine Nachbarzähne schädigen, sondern man setzt dort, wo der fehlende Zahn war, das Implantat ein.

Der zweite Bereich, über den man sich früher ebenfalls keine großen Gedanken gemacht hat, ist die Frage: Woher kommen die Erkrankungen überhaupt?

Da fand man heraus, dass die Erkrankungen durch Bakterien hervorgerufen werden. Aber nicht nur Immunsystem und Bakterien haben damit zu tun, sondern auch gewisse Mangelerscheinungen an Mineralien und Vitaminen. Darauf ist man gekommen, indem man zum Beispiel parodontal erkrankte Menschen mit Omega 3 substituiert hat – und siehe da, die PA-Erkrankung ist in der Gruppe mit Omega-3-Substitution deutlich besser geworden als in der Gruppe, die kein zusätzliches Omega 3 zu sich genommen hat. Bei zahnmedizinischen Erkrankungen scheint auch eine gewisse Mangelsituation da zu sein.

Das berücksichtigt insbesondere die biologische Zahnheilkunde, die sagt: Alles, was das Immunsystem belastet, sollte man vermeiden und das, was dem Körper an Vitaminen, Mineralien etc. fehlt, sollte man substituieren.

Kurz gesagt: In der Zahnmedizin gab es einen Wandel von der Mechanik zur Biologie.

FRAGE: Bedeutet das auch, dass belastende Substanzen, die bereits im Körper drin sind, gegen biologisch neutrale Substanzen ersetzt werden sollen? Stichwort Amalgam?

DR. FANKIDEJSKI: Ja, das kann sehr positive Effekte haben. Einerseits macht man das, wenn jemand um seine Gesundheit Angst hat, und andererseits dann, wenn jemand schon chronische Erkrankungen hat, die im Zusammenhang mit der Zahnversorgung stehen können. Das gilt insbesondere dann, wenn viele wurzelbehandelte Zähne mit entsprechenden Entzündungen vorhanden sind.

Dr. Volz in Kreuzlingen hat riesige Erfolge, indem er das Konzept fährt: Metalle entfernen, Wurzelbehandlungen entfernen, sprich diese Entzündungsherde im Kiefer eliminieren. Die Patienten haben dadurch zum Teil phänomenale Heilungseffekte. Ich selbst habe jemanden erlebt, der seine Schulter kaum bewegen konnte und seine wurzelbehandelten Zähne entfernen ließ. Nach einer OP, die fast 6 Stunden gedauert hatte, war er fit wie ein Turnschuh, konnte seinen Arm wieder bewegen. Er war ganz perplex, denn mit dieser Fernwirkung der Toxine auf andere Körperbereiche hatte er nicht gerechnet.

FRAGE: War das Ihre erste Begegnung mit der biologischen Zahnheilkunde?

DR. FANKIDEJSKI: Ja. Ich selbst hatte 2014 einen Unfall, bei dem ich vier Schneidezähne verloren habe. Da ich schon vorher Keramikimplantate verwendet hatte, bin ich zu einem Kurs zu Dr. Volz gegangen. Als ich gesehen habe, wie er operiert und welches Konzept er hat, habe ich gesagt: Da lasse ich auch meine Zähne machen. Ich bin mit meinen Implantaten sehr zufrieden und auch das Konzept hat mir sehr zugesagt. Seitdem ich auf Vitaminzufuhr und einen ausreichenden Vitamin-D3-Spiegel achte, hatte ich zum Beispiel keine nennenswerte Erkältung mehr zu verzeichnen.

FRAGE: Was sind die Unterschiede zwischen biologischer und klassischer Zahnmedizin?

DR. FANKIDEJSKI: Die klassische Zahnmedizin ist auf das Mechanische ausgerichtet und die biologische Zahnmedizin richtet sich auf den gesamten Körper aus, insbesondere auf den Zustand des Immunsystems. Das Immunsystem interessiert die klassische Zahnmedizin nicht, denn man hat lange Zeit überhaupt keinen Zusammenhang zwischen Zahngesundheit und Immunsystem gesehen.

FRAGE: Das ist also der Unterschied zur klassischen Zahnmedizin: Die biologische Zahnmedizin sieht den ganzen Menschen.

DR. FANKIDEJSKI: Genau so ist es. Außerdem haben wir heute zahnmedizinisch ein System zur Gesundheitsvorsorge. Wir wollen, dass die Erkrankungen erst gar nicht entstehen.

FRAGE: Ein System zur Gesundheitsvorsorge – was bedeutet das?

DR. FANKIDEJSKI: In der Gesundheitsvorsorge mit System sprechen wir von kausaler Therapie. Das heißt, wir bekämpfen systematisch die Ursachen der Erkrankungen. Im Gegensatz zu früher kennen wir heute die Ursachen für Zahnerkrankungen.
Zahnfleischerkrankungen entstehen zum Beispiel durch unsere heutige Ernährung, die zu bakteriellen Belägen führt. Das Immunsystem reagiert auf die bakterielle Infektion. Kausale Therapie besteht darin, die Menge der Bakterien im Mund so gering wie möglich zu halten und fehlende Vitamine und Mineralstoffe zu ersetzen.
Üblicherweise spricht man von Prophylaxe, sprich Vorbeugung, sodass Zahnerkrankungen gar nicht erst entstehen. Prophylaxe wurde umbenannt in „kausale Therapie", weil mit dieser Systematik nicht nur vorgebeugt sondern die Parodontitis auch behandelt wird.
Professionelle Zahnreinigung steht dabei im Vordergrund, plus die Messung und Ergänzung von Vitaminen und Mineralstoffen.

FRAGE: Wie sieht das in der Praxis aus, wenn ich als Patient in die Zahnarztpraxis komme?

DR. FANKIDEJSKI: 80 bis 90 Prozent der Patienten kommen schon mit einer Parodontitis in die Praxis. Nach intensiver Aufklärung und Demonstration der Erkrankung im Mund (Handspiegel) erfolgt die Behandlung bei einer speziell dafür ausgebildeten Mitarbeiterin. Sie zeigt dem Patienten, wo die Beläge sind, denn man sieht die normalerweise nicht. Dafür werden die Beläge speziell angefärbt, um sie sehr deutlich zu sehen. Das Kernstück der professionellen Zahnreinigung ist die komplette Entfernung dieser Beläge über und unter dem Zahnfleisch. Dann folgt eine Politur der Zahnoberfläche, damit alles glatt wird, und anschließend eine Behandlung mit gewissen Salben, um das Wiederentzünden zu vermeiden.

Zusätzlich lassen wir beim Hausarzt den D3- und den LDL-Spiegel feststellen. Bei den meisten Menschen ist der Vitamin-D3-Spiegel nicht nur sehr niedrig, er liegt häufig sogar noch unter dem, was die Schulmedizin als normal ansieht. Der von der Schuldmedizin empfohlene D3-Spiegel ist uns viel zu niedrig, wir meinen, das muss viel höher sein. Es gibt Untersuchungen, dass 80 Prozent der Deutschen einen Vitamin-D3-Mangel haben – im Winter sowieso, aber auch im Sommer.

FRAGE: Das heißt, als Patient komme ich in die Zahnarztpraxis, spreche zuerst mit Ihnen als Zahnarzt, Sie beraten mich, schicken mich zur professionellen Zahnreinigung und sagen mir, ich soll beim Hausarzt meine D3-Werte bestimmen lassen. Ich gehe zum Hausarzt, komme mit meinen Werten wieder zu Ihnen und Sie machen mit der Behandlung weiter.

DR. FANKIDEJSKI: Genau. Prinzipiell wird bei Patienten, die parodontal erkrankt sind oder Implantate benötigen, der D3-Spiegel über eine Blutanalyse bestimmt und aufgrund dieser Werte wird D3 substituiert. Damit bereiten wir die Patienten optimal für die Behandlung vor. Wir gehen nach dem von Dr. Nischwitz und Volz angegebenen „bone healing protocol" vor, um möglicht gute Ergebnisse für die Gesundheit unserer Patienten zu erreichen.

FRAGE: Wie bleiben Zähne gesund?

DR. FANKIDEJSKI: Grundsätzlich ist das bei noch gesunden wie auch bei schon erkrankten Patienten gleich. Die lebenslänglichen, systematischen Vorbeugemaßnahmen sind der Schlüssel zu Erfolg.

Mit der professionellen Zahnreinigung werden die schädlichen Bakterienmengen minimiert. Die Abstände zwischen den Behandlungen richten sich danach, wie viel Belag und Entzündung man hat. Je mehr Belag man selber wegbekommt, umso länger sind die Abstände zwischen den professionellen Zahnreinigungen.

Zweitens muss man lebenslänglich seinen Vitamin-D3-Spiegel hoch halten. Denn wenn dieser sinkt, wird der Knochen entzündungsanfälliger und abbauanfälliger und damit ist auch die Wahrscheinlichkeit größer, dass Implantate und Zähne verloren gehen. Als Nebeneffekt beugt man Osteoporose und anderen Erkrankungen vor.

FRAGE: Warum sind Keramikimplantate der bestmögliche Zahnersatz?

DR. FANKIDEJSKI: Implantate sind generell der bestmögliche Zahnersatz, weil man dafür keine anderen Strukturen zerstören oder übermäßig belasten muss.

Betrachten wir zum Beispiel eine Teilprothese. Alle Zähne werden durch diese Teilprothese zusätzlich belastet. Dazu kommt eine Belastung durch Fremdmaterial. Im Mund werden in der Regel Metall oder Metalllegierungen verwendet, die Wechselwirkungen mit anderen Stoffen im Mund haben können.

Verwendet man festsitzenden Zahnersatz als Brückenversorgung einer Lücke, müssen gesunde Zähne beschliffen werden, was biologische Risiken nach sich zieht. Dadurch kommt ein Dominoeffekt in Gang: Der Zahn wird beschliffen, erkrankt im Nerv, es kommt zu einer Wurzelbehandlung, die Wurzelbehandlung geht schief, der Zahn wird entfernt. Im Lauf des Lebens addiert sich das und kann bis zur Zahnlosigkeit führen.

Mit dem Implantat durchbricht man sozusagen diesen Teufelskreis. Man implantiert dort, wo der Zahn fehlt und lässt die anderen noch gesunden Zähne in Ruhe. Die Zähne werden nicht zusätzlich belastet, sondern eher entlastet, weil das Implantat richtig Kraft aufnehmen kann. Die Zähne werden auch nicht beschliffen und damit geschädigt und einer eventuellen neuen Erkrankung ausgesetzt.

FRAGE: Warum soll man eine Zahnlücke eigentlich schließen?

DR. FANKIDEJSKI: Wenn eine Lücke da ist, baut sich der Kieferknochen ab. Wenn man mehrere Lücken hat, dann verändert sich der Biss und es hat allgemein zahlreiche andere Auswirkungen, z.B. auf die Durchblutung im Gehirn usw. Eine Lücke kann jede Menge Folgewirkungen haben.

FRAGE: Titanimplantate gelten als Standard in der Implantologie. Warum soll man Keramikimplantate verwenden?

DR. FANKIDEJSKI: Zum einen nimmt die Zahl der Patienten, die Empfindlichkeiten gegen Metalle und auch Titan haben, aus diversen Gründen zu. Als Grund vermutet man beispielsweise, dass man durch die massenhafte Verwendung von Titanoxid als Weißmacher in Zahnpasten, Cremes usw. belastet wird und dadurch eine Empfindlichkeit entsteht.

Mittlerweile gibt es einen Test, den man machen kann, um eine Titanunverträglichkeit festzustellen. Die Kollegen an der Universitätsklinik, die regelmäßig Titanstimualtionstests durchführen, berichten von einer Rate zwischen 40 und 80 Prozent Empfindlichkeit. Das ist sehr hoch. Und das korreliert auch mit der steigenden Zahl an Periimplantitis, also Entzündung um Implantate herum.

Zum anderen heilt Keramik anders als Titan komplett neutral ein.

FRAGE: Was bedeutet das: Keramik heilt neutral ein?

DR. FANKIDEJSKI: Titanimplantate heilen mit einer Entzündungsreaktion ein. Für den Körper kann diese Entzündungsreaktion langfristig schädlich sein.

Keramik hingegen heilt neutral ein und nicht durch eine Entzündungsreaktion. Aufgrund der Oberfläche des Keramikimplantates und des Materials selbst läuft der Heilungsprozess so, dass das Zahnfleisch am Implantat anwächst und damit praktisch einen Verschluss gegen Bakterien aus der Mundhöhle bildet.

Das Zahnfleisch wächst also am Keramikimplantat an. Das tut es beim Titanimplantat nicht, dort bleibt immer eine Spalte, durch die immer Bakterien eintreten können. Das sehen wir beim Abschrauben eines defekten Aufbaus. Ist dieser abgenommen kann die bakterielle Besiedelung gesehen und gerochen werden.

Keramik heilt komplett neutral ein, aber nur im gesunden Knochen. Also muss man dafür sorgen, dass der Knochen, in den man Keramikimplantate einsetzt, gesund ist. Wenn der Knochen erkrankt ist, man muss vor dem Setzen des Implantates eine Behandlung durchführen, um den Knochen von den erkrankten Anteilen zu befreien.

Ein Beispiel für erkrankte Knochenareale sind NICO's, die behandelt werden müssen, bevor man ein Keramikimplantat setzen kann. Bei

NICO´s kann man nicht mehr von Knochen sprechen – die betroffenen Stellen sind relativ hohl und mit Fettgewebe ölig durchsetzt. In diesem Knochenmatsch sind Bakterien, Viren und Schwermetalle zu finden. Diese Areale sind in unmittelbarer Nähe zum Trigeminusnerv Nerv. Dies kann Auswirkungen auf diverse Erkrankungen haben.

FRAGE: Sind Keramikimplantate immer die bessere Wahl?

DR. FANKIDEJSKI: Zunächst berate ich den Patienten. Es ist ja so, selbst wenn man heute noch nicht sensibel gegen Titan ist, kann man das im Lauf des Lebens erwerben.

Aus meiner Sicht haben Keramikimplantate kaum Nachteile gegenüber Titanimplantaten, sie haben mehr Vorteile. Heute sind sie selbst aus finanzieller Sicht im selben Preissegment anzusiedeln wie Titanimplantate. Wenn es aufgrund der Knochenverhältnisse aus medizinischer Sicht möglich ist, sollte man Keramikimplantate benutzen.

Erstens braucht man sich keine Sorgen zu machen, später eventuell eine Sensibilisierung auf Titan zu entwickeln. Zweitens wächst das Zahnfleisch am Keramikimplantat an, es können also keine Bakterien mehr eintreten. Und es sieht schöner aus, das ist natürlich auch ein Argument, das für Keramikimplantate spricht. Titan ist ein Metall, das grau ist und bei dünnem Zahnfleisch durchschimmert. Ein Keramikimplantat ist weiß. Das heißt, beim Zahn bleibt ein kleiner weißer Rand, der nicht auffällt und aussieht, als wäre da ein natürlich gewachsener Zahn.

FRAGE: Können Keramikimplantate brechen?

DR. FANKIDEJSKI: Wenn man ein Standardimplantat setzt, ist die Bruchgefahr eines Keramikimplantates mindestens so gering wie beim Titanimplantat. Wenn Implantate einen sehr dünnen Durchmesser haben, sind sie bruchgefährdet, wenn man sich nicht an die Angaben des Herstellers hält. Das gilt sowohl für Titan als auch für Keramik.

Seit etwa drei Jahren mache ich hauptsächlich Keramikimplantate, bis jetzt ist noch kein einziges gebrochen. Ich habe auch schon viele Titanimplantate gesetzt, nur selten habe ich einen Bruch erlebt. Der Grund für einen Bruch von Implantaten ist Überlastung. Gerade bei Patienten, die enorme Kaukräfte haben, kann ein zu dünnes Implantat durch Überlastung brechen. Es kommt allerdings extrem selten vor. Wie gesagt, bei Keramik habe ich bis jetzt noch keinen Bruch gehabt.

FRAGE: Was hat es mit einteiligen und zweiteiligen Implantaten auf sich?

DR. FANKIDEJSKI: Beim einteiligen Implantat ist der Pfosten für das Befestigen der geplanten Krone im Implantatdesign integriert. Vorteil: Es gibt keinerlei Spaltraum zwischen Implantat und Aufbau. Es können sich also keine Bakterien zwischen Implantat und Aufbau festsetzen.

Ein zweiteiliges Implantat besteht aus zwei Teilen, nämlich dem Implantat und dem Aufbau. Da gibt es mittlerweile von SDS und auch anderen Herstellern zweiteilige Keramikimplantate, die unbelastet einheilen und nach einer Zeit von etwa drei Monaten weiterbehandelt werden.

Ein zweiteiliges Implantat braucht man immer dann, wenn man eine Situation hat, wo das Implantat nicht ganz stabil im Knochen eingesetzt werden kann. In diesem Fall braucht das Implantat zuerst Zeit, damit es unbelastet einheilt. Erst in einem zweiten Schritt macht man den Aufbau auf das Implantat, auf den man die Krone oder Brücke setzt.

Ein zweiteiliges Implantat braucht man auch dann, wenn der Knochen eine andere Richtung hat als der Zahn. Mit einem abgewinkelten Aufbau kann dann der Unterschied ausgeglichen werden.

FRAGE: Gibt es Langzeiterfahrungen mit Keramikimplantaten?

DR. FANKIDEJSKI: Ja, es gibt Studien über einen Zeitraum von bis zu 5 Jahren. Das ist ein relativ langer Beobachtungszeitraum. Es gibt natürlich nicht so viele Studien wie für Titanimplantate, weil Titanimplantate einfach schon viel länger eingesetzt werden. Alles, was ich in diesem Buch schreibe, wollte ich mit Literatur belegen, daher habe ich auch zu diesem Thema im Punkt „Literatur zum Buch" im Anhang einige der Langzeitstudien genannt.

Dr. Volz benutzt Keramikimplantate seit 20 Jahren und verfügt über Erfahrung mit dem Setzen von über 20.000 Keramikimplantaten. Keramikimplantate funktionieren wunderbar, wenn man gewisse Schritte einhält, unter anderem die Vitamin-D3-Substitution. Leider gab es keine begleitenden Studien ab Beginn des Einsatzes von Keramikimplantaten, das war ein Versäumnis. Erst später begann man Studien durchzuführen. Der längste Beobachtungszeitraum, den ich in Studien zu Keramikimplantaten gefunden habe, war 7 Jahre.

FRAGE: Zeigen Titanimplantate und Keramikimplantate in den Studien gleich gute Ergebnisse?

DR. FANKIDEJSKI: Die Studienergebnisse sind ähnlich. In den ersten 6 Monaten ist die Erfolgsquote bei Keramikimplantaten geringfügig niedriger. In der Folgezeit jedoch kommt es bei Keramikimplantaten zu deutlich weniger Periimplantitisproblemen.
Ich vermute, langfristig wird das Keramikimplantat signifikant besser abschneiden. Da das Zahnfleisch an Zirkonoxid anwächst, wird die Entzündungsmöglichkeit deutlich geringer. Das wird auf lange Frist zugunsten des Keramikimplantates ausschlagen.

FRAGE: Die verbreitete Meinung ist: Keramikimplantate sind teuer. Stimmt das?

DR. FANKIDEJSKI: Keramikimplantate sind heute nicht mehr teurer als Titanimplantate. Das Keramikimplantat an sich ist zwar teurer als ein Titanimplantat, man benötigt aber kaum Zusatzteile. Daher kommt man ungefähr auf dieselben Kosten. Und man hat bei Keramikimplantaten zahlreiche Vorteile quasi kostenlos mit dabei: kaum Bruchgefahr, bessere Verträglichkeit, Ästhetik und so weiter.

FRAGE: Wenn ich ein Implantat bekomme, kann ich am selben Tag sofort wieder Schweinsbraten essen?

DR. FANKIDEJSKI: Sie können am Tag der Implantation sofort wieder essen, aber keinen Schweinsbraten. Sie können weiche Speisen essen, wie Spaghetti, Reis, Nudeln, passierte Speisen, einfach um Belastungen auf dem Implantat zu vermeiden. Das gilt für Einzelversorgungen, das heißt, wenn ein fehlender Zahn durch ein Implantat ersetzt wird.
Wenn man eine Versorgung hat, wie ich es zum Beispiel durch meinen Unfall mit vier fehlenden Schneidezähnen hatte, dann muss man den Bereich mit den neuen Implantaten schonen. Ich konnte zwar alles essen, aber ich habe in dem Bereich gekaut, wo meine Zähne in Ordnung waren, um die Implantatversorgung nicht zu belasten.

FRAGE: Was bedeutet eigentlich PRF?

DR. FANKIDEJSKI: PRF ist ein körpereigenes Material, das in der Zahnmedizin beim Knochenaufbau eingesetzt wird.

Bei Knochenaufbau benutzt man bestimmte Materialien. In der Regel sind das synthetische Materialien oder Tierknochen, also Rinder- oder Schweineknochen, der entproteinisiert wird. In den USA wird auch viel humaner Knochen benutzt. Der Nachteil: Das sind Fremdmaterialien und der Körper reagiert gegen alle Materialien, die nicht körpereigen sind, mit einer gewissen Entzündungsreaktion. Bei dieser Vorgehensweise muss der Körper neben dem Aufbau von neuem Knochen gleichzeitig eine entzündliche Reaktion auf Fremdmaterial fahren.

Das kann im schlimmsten Fall zu Abstoßungen oder zu Komplikationen führen. Deswegen arbeiten wir in der biologischen Zahnheilkunde bei Knochenaufbau nur mit körpereigenen Materialien. Als Aufbaumaterial wird der beim Bohren gewonnene vitale Knochen und PRF eingesetzt.

Für das Herstellen von PRF wird etwas Blut abgenommen. Das Blut wird sofort zentrifugiert und wir erhalten ein thrombozytenreiches Plasma, also eine biologische Membran, die aus Thrombozyten besteht. Diese Zellen haben die Eigenschaft, im Körper alle Wunden zu verschließen. Wenn man sich zum Beispiel schneidet, werden Thrombozyten angelagert und die Wunde wird verschlossen. Diese Eigenschaft nutzt man für den Knochenaufbau mit PRF und regt damit die körpereigenen Reparaturkräfte an.

FRAGE: Wie lange vor der Implantation muss man dieses PRF herstellen?

DR. FANKIDEJSKI: Das geschieht direkt vor dem Eingriff. Zuerst wird dem Patienten Blut abgenommen und eine Mitarbeiterin ist damit beschäftigt, das PRF herzustellen. Wir beginnen gleich danach mit der Operation, in der wir das Implantat setzen und dann den Knochenaufbau durchführen. Bis wir nach etwa einer halben Stunde das Material für den Knochenaufbau benötigen, ist das PRF auch fertig und wir können es verwenden.

FRAGE: Knochenaufbau und Implantation finden in einer einzigen Behandlung statt?

DR. FANKIDEJSKI: Ja. Früher wurden Knochenaufbau und Implantation separat mit 3-6 Monaten Wartezeit durchgeführt. Das ist heute mit dem

Keramikimplantat meist anders, da können Knochenaufbau und Setzen des Implantates in einer einzigen Behandlung durchgeführt werden. Das wird sowohl beim Short-cut-Konzept als auch bei der Systematik der All-in-one-Versorgung so durchgeführt.

FRAGE: Würden Sie bitte kurz erklären, was man unter Short-cut-Konzept und All-in-one-Konzept versteht?

DR. FANKIDEJSKI: Um Patienten nicht zu überfordern und die Gesamtbehandlungszeiten zu minimieren sollen bei diesen Konzepten möglichst viele Behandlungsschritte auf einmal durchgeführt werden. Die Behandlungssicherheit und die Qualität sollen dabei auf höchstem Niveau erfolgen. In möglichst wenigen Terminen führt man möglichst viele Versorgungsschritte durch. Man macht eben nicht zuerst Knochenaufbau, ein halbes Jahr später die Implantation und wieder ein halbes Jahr später den Zahnersatz.

„Short cut" heißt, dass man an einem einzigen Behandlungstermin den Zahn herausnimmt, alle Entzündungen entfernt, die Alveole mit Ozon reinigt, das Keramikimplantat setzt und eine festsitzende provisorische Versorgung eingliedert. Der Patient kommt mit dem erkrankten Zahn, der erkrankte Zahn wird schonend entfernt, das Implantat wird gesetzt, wird provisorisch versorgt und der Patient geht wieder mit einem Zahn.

„All in one" bedeutet, dass auch aufwändige Versorgungen oder Sanierungen in möglichst einer einzigen Sitzung gemacht werden. In der biologischen Zahnheilkunde hat man früher verschiedene Behandlungsschritte in diversen Sitzungen gemacht. Es hat bis zu einem halben Jahr gedauert bis der Patient vorbereitet war, um Implantate zu bekommen. Die Klinik in Kreuzlingen vertritt die Ansicht, dass es für das Immunsystem am besten ist, wenn alles, was das Immunsystem beeinträchtigt, auf einen Schlag entfernt wird. Eine Sofortversorgung in der gleichen Sitzung rehabilitiert den Patienten. Gerade für Patienten mit langen Anreisewegen ist dieses Vorgehen sehr entlastend. Diese Behandlungsweise hat gute Erfolge aufgezeigt, gerade was chronische Erkrankungen betrifft. Daraus ist das All-in-one-Konzept geworden.

„All in one" heißt, es wird vorgeplant. In einer Sitzung wird alles, was als Störfeld im Mund gesehen wird, entfernt – zum Beispiel Wurzelbehandlungen, Metalle, erkrankte Zähne, aber auch NICO´s, also Bereiche im Knochen mit fettig degeneriertem und infiziertem Gewebe. All das wird entfernt und in der gleichen Sitzung wird das Implantat gesetzt, die provisorische Versorgung gemacht und so wie beim Short-cut-Konzept geht der Patient in einer Sitzung mit provisorischen Zähnen wieder nach Hause.

FRAGE: Wird grundsätzlich bei jeder Behandlung alles in einer einzigen Sitzung gemacht?

DR. FANKIDEJSKI: Es wird versucht, möglichst alles in einer einzigen Sitzung zu behandeln.

Bei aufwändigen All-in-one-Versorgungen können das Eingriffe bis zu 8 Stunden sein. In Kreuzlingen werden durchaus längere Eingriffe für Ober- und Unterkiefer gleichzeitig durchgeführt. Ich selbst teile meistens die Behandlung von Ober- und Unterkiefer in zwei separaten Sitzungen auf.

Man denkt ja, nach so vielen Stunden OP-Zeit ist ein Patient völlig erschöpft. Meistens ist das Gegenteil der Fall und die lange OP-Zeit macht den Patienten nichts aus. Sie spüren oft sogar eine Verbesserung im ganzen Körper. Ich erinnere mich an einen Mann, der in Kreuzlingen nach der OP sein Schultergelenk wieder bewegen konnte und sehr glücklich war.

FRAGE: Was sollte der Patient als Vorbereitung auf die Implantation machen?

DR. FANKIDEJSKI: Auf der Grundlage des bestimmten D3- und LDL-Spiegels wird 3 Wochen vor der Implantation mit dem BHP begonnen. BHP heißt „bone healing protocol" und ist eine Zusammenstellung von Nahrungs-ergänzungsmitteln, die der Körper braucht, um die Heilungsvorgänge optimal gestalten zu können.

Die körpereigene Synthese wird angekurbelt, indem wir Vitamin D3 hinaufsetzen und Mineralien zugeben – Vitamin C, Magnesium, Zink, etc. werden in einer gewissen Konzentration für eine gewisse Zeit eingesetzt. Mit BHP bekommt man den Vitamin-D3-Spiegel und die anderen Vitamine und Mineralstoffe in genügender Höhe in den Körper hinein, sodass er dann alles hat, was er für die Knochenheilung braucht. Damit steigt die Erfolgsquote bei Keramikimplantaten noch weiter, die auch ohne BHP schon bei etwa 90 Prozent liegt.

FRAGE: Gibt es etwas, das der Patient am Tag der Implantation beachten soll?

DR. FANKIDEJSKI: Nur dann, wenn der Patient eine Behandlung unter Vollnarkose wünscht. In diesem Fall muss er nüchtern kommen und sich auf jeden Fall abholen lassen.

Es gibt allerdings keine Veranlassung für eine Vollnarkose, denn eine Implantation kann problemlos unter lokaler Anästhesie gemacht werden. Ein Patient, der unter lokaler Anästhesie behandelt wird, soll sogar gut frühstücken, denn er muss ja ein paar Stunden durchhalten, insbesondere, wenn es sich um eine aufwändige Versorgung handelt. Ansonsten gibt es keine Vorbereitungen, die zu beachten wären.

FRAGE: Gibt es etwas, das der Patient nach der Implantation beachten soll?

DR. FANKIDEJSKI: Hinterher sollte man möglichst ein paar Tage zur Entspannung frei haben, weniger weil Beeinträchtigungen zu erwarten sind, sondern weil die Heilung vom Parasympathikus bestimmt wird, der nur im entspannten Zustand aktiv wird. Wenn man unter Stress steht und hinterher gleich wieder ins Arbeitsleben hineingeht, hat der Körper gar keine Zeit zu heilen. Daher sollte man sich zwei oder drei Tage Auszeit gönnen, um die Heilungsvorgänge richtig in Schwung zu bringen.

FRAGE: Wann kann man nach einer Implantation wieder kräftig zubeißen?

DR. FANKIDEJSKI: Essen kann man alles, was weich ist, sobald die Betäubung abgeklungen ist. Wie schnell man wieder kräftig zubeißen kann, das hängt von der Art des Eingriffs ab. Wenn man nur ein Implantat gesetzt bekommen hat, ist die Wunde minimal. Je umfangreicher die Operation und je größer die Wunde, desto mehr muss man aufpassen.

FRAGE: Sie selbst bevorzugen Keramikimplantate erst seit einigen Jahren. Warum ist Ihre Aussage: Die Zeit ist reif für Keramikimplantate?

DR. FANKIDEJSKI: Die Argumente habe ich schon mehrfach genannt. Erstens nehmen die Unverträglichkeiten auf Titan zu. Man geht schon seit längerem dazu über, im Mund auf Metalle zu verzichten und besser verträgliche Stoffe wie Keramik einzusetzen. Zweitens können durch das Short-cut-Verfahren und das All-in-one-Konzept in einer einzigen

Sitzung mehrere Behandlungsschritte durchgeführt werden, vom Knochenaufbau über das Setzen des Keramikimplantats bis zum provisorischen Zahnersatz. Drittens heilen Keramikimplantate besser ein, wodurch die Gefahr der Periimplantitis minimiert wird. Viertens ist Keramik optisch einfach schöner, selbst wenn es durch das Zahnfleisch durchschimmert.

Ich habe selbst lange Zeit mit Titanimplantaten gearbeitet, dazu stehe ich auch. Titan war das beste Material, das uns für Implantate zur Verfügung stand. Heute steht uns ein Material zur Verfügung, das dem Titan überlegen ist und weniger Risiken birgt. Deswegen sage ich: Die Zeit ist reif für Keramikimplantate.

Ich hatte ja bei mir selbst lange überlegt, welche Versorgung nach meinem Unfall die beste Lösung ist. Wenn ich bei mir selbst finde, dass Keramikimplantate heute das Mittel der Wahl sind, dann ist es für mich auch für meine Patienten die erste Wahl.

Literatur zum Buch

1. Gewebe um Keramikimplantate

Kniha K., Gahlert M., Hicklin S., Brägger U., Kniha H., Milz S.:

Evaluation of Hard and Soft Tissue Dimensions Around Zirconium Oxide Implant-Supported Crowns: A 1-Year Retrospective Study.

Journal of Periodontology. 2016 May;87(5):511-8. Epub 2015 Dec 14. https://doi.org/10.1902/jop.2015.150441

Kniha K., Schlegel K. A., Kniha H., Modabber A., Hölzle F., Kniha K.:

Evaluation of peri-implant bone levels and soft tissue dimensions around zirconia implants – a three-year follow-up study.

International Journal of Oral and Maxillofacial Surgery. 2018 Apr;47(4):492-498. Epub 2017 Nov 7. https://doi.org/10.1016/j.ijom.2017.10.013

Borgonovo A. E., Censi R., Vavassori V., Arnaboldi O., Maiorana C., Re D.:

Zirconia Implants in Esthetic Areas: 4-Year Follow-Up Evaluation Study.

International Journal of Dentistry. 2015: 415029. Published online 2015 Jun 1. https://doi.org/10.1155/2015/415029

2. Plaqueanhaftung an Keramik und Titan

Borgonovo A. E., Arnaboldi O., Censi R., Dolci M., Santoro G.:

Edentulous jaws rehabilitation with yttrium-stabilized zirconium dioxide implants: two years follow-up experience.

Minerva stomatologica. 2010;59(7-8):381–392. https://www.ncbi.nlm.nih.gov/pubmed/20842075

Borgonovo A. E., Censi R., Vavassori V., et al.:

Evaluation of the success criteria for zirconia dental implants: a four-year clinical and radiological study.

International Journal of Dentistry. 2013: 463073. Published online 2013 Aug 26. https://doi.org/10.1155/2013/463073

Scarano A., Piattelli M., Caputi S., Favero G. A., Piattelli A.:

Bacterial adhesion on commercially pure titanium and zirconium oxide disks: an in vivo human study.

Journal of Periodontology. 2004;75(2):292–296. https://doi.org/10.1902/jop.2004.75.2.292

Salihoglu U., Boynuegri D., Engin D., Duman A. N., Gokalp P., Balos K.:

Bacterial adhesion and colonization differences between zirconium oxide and titanium alloys: an in vivo human study.

The International Journal of Oral & Maxillofacial Implants. 2011;26:101–107.
https://www.medscape.com/medline/abstract/21365044

Rimondini L., Cerroni L, Carrassi A, Torricelli P.:

Bacterial colonization of zirconia ceramic surfaces: an in vitro and in vivo study.

The International Journal of Oral & Maxillofacial Implants. 2002 Nov-Dec;17(6):793-8.
https://www.ncbi.nlm.nih.gov/pubmed/12507238

Vohra F., Al-Kheraif A. A., Ab Ghani S. M., Abu Hassan M. I., Alnassar T., Javed F.:
Crestal bone loss and periimplant in ammatory parameters around zirconia implants: A systematic review.

The Journal of Prosthetic Dentistry. 2015;114:351–357.
https://www.thejpd.org/article/S0022-3913(15)00178-X/fulltext

Siddiqi A., Kieser J. A., De Silva R. K., Thomson W. M., Duncan W.J.:

Soft and Hard Tissue Response to Zirconia versus Titanium One-Piece Implants Placed in Alveolar and Palatal Sites: A Randomized Control Trial.

Clinical Implant Dentistry and Related Research. 2015 Jun;17(3):483-96. Epub 2013 Sep 23. https://doi.org/10.1111/cid.12159

3. Einwachsen von Keramik- und Titanimplantaten

Kohal R. J., Weng D., Bächle M., Strub J. R.:

Loaded custom-made zirconia and titanium implants show similar osseointegration: an animal experiment.

Journal of Periodontology. 2004 Sep;75(9):1262-8.
https://doi.org/10.1902/jop.2004.75.9.1262

Sennerby L., Dasmah A., Larsson B., Iverhed M.:

Bone tissue responses to surface-modified zirconia implants: a histomorphometric and removal torque study in the rabbit.

Clinical Implant Dentistry and Related Research. 2005;7(1):S13–S20.
https://doi.org/10.1111/j.1708-8208.2005.tb00070.x

Gahlert M., Gudehus T., Eichhorn S., Steinhauser E., Kniha H., Erhardt W.:
Biomechanical and histomorphometric comparison between zirconia implants with varying surface textures and a titanium implant in the maxilla of miniature pigs.

Clinical Oral Implants Research. 2007 Oct.;18(5):662–668.
https://doi.org/10.1111/j.1600-0501.2007.01401.x

Depprich R., Zipprich H., Ommerborn M., et al.:

Osseointegration of zirconia implants: an SEM observation of the bone-implant interface.

Head and Face Medicine. 2008;4(1, article 25). https://doi.org/10.1186/1746-160X-4-25

Akagawa Y., Hosokawa R., Sato Y., Kamayama K.:

Comparison between freestanding and tooth-connected partially stabilized zirconia implants after two years' function in monkeys: a clinical and histologic study.

The Journal of Prosthetic Dentistry. 1998;80(5):551–558. https://doi.org/10.1016/S0022-3913(98)70031-9

Sennerby L., Dasmah A., Larsson B., Iverhed M.:

Bone tissue responses to surface-modified zirconia implants: a histomorphometric and removal torque study in the rabbit.

Clinical Implant Dentistry and Related Research. 2005;7, supplement 1:S13–S20. https://doi.org/10.1111/j.1708-8208.2005.tb00070.x

Nevins M., Camelo M., Nevins M. L., Schupbach P., Kim D. M.:

Pilot clinical and histologic evaluations of a two-piece zirconia implant.

The International Journal of Periodontics & Restorative Dentistry. 2011;31(2):157–163. https://www.ncbi.nlm.nih.gov/pubmed/21491015

Stadlinger B., Hennig M., Eckelt U., Kuhlisch E., Mai R.:

Comparison of zirconia and titanium implants after a short healing period. A pilot study in minipigs.

International Journal of Oral and Maxillofacial Surgery. Volume 39, Issue 6, June 2010, Pages 585-592. https://doi.org/10.1016/j.ijom.2010.01.015

Josep Oliva J., Oliva X., Oliva J. D.:

One-year Follow-up of First Consecutive 100 Zirconia Dental Implants in Humans: A Comparison of 2 Different Rough Surfaces.

The International Journal of Oral and Maxillofacial Implants. Volume 22, Issue 3, May 2007, Pages 430-435.
http://www.quintpub.com/journals/omi/abstract.php?article_id=2819

Gahlert M., Kniha H., Weingart D., Schild S., Gellrich N. C., Bormann K H.:

A prospective clinical study to evaluate the performance of zirconium dioxide dental implants in single-tooth gaps.

Clinical Oral Implants Research. 2016 Dec;27(12):e176-e184. Epub 2015 Apr 1. https://doi.org/10.1111/clr.12598

4. Langzeitergebnisse bei Keramikimplantaten

Oliva, J., Oliva, X., Oliva, J.D.:

Five-year success rate of 831 consecutively placed zirconia dental implants in humans: A comparison of three different rough surfaces.

The International Journal of Oral and Maxillofacial Implants. Volume 25, Issue 2, 2010, Pages 336-344. http://www.quintpub.com/journals/omi/abstract.php?article_id=8018

Brüll F., van Winkelhoff A. J., Cune M. S.:

Zirconia dental implants: a clinical, radiographic and microbiologic evaluation up to 3 years.

The International Journal of Oral and Maxillofacial Implants. Volume 29, Issue 4, 2014, Pages 914–920. http://www.quintpub.com/journals/omi/abstract.php?article_id=14593

Borgonovo A. E., Arnaboldi O., Censi R., Dolci M., Santoro G.:

Edentulous jaws rehabilitation with yttrium-stabilized zirconium dioxide implants: two years follow-up experience.

Minerva stomatologica. 2010;59(7-8):381–392.
https://www.ncbi.nlm.nih.gov/pubmed/20842075

Borgonovo A. E., Censi R., Vavassori V., et al.:

Evaluation of the success criteria for zirconia dental implants: a four-year clinical and radiological study.

International Journal of Dentistry. 2013;2013:7.
https://doi.org/10.1155/2013/463073.463073

Burghard P.:

Immediate Functional Loading of One-Piece Zirconia Implants in a Full-Arch Maxillary Restoration: A Five-Year Case Report.

International Journal of Periodontics & Restorative Dentistry. 2017;37:e189–e196.
https://doi.org/10.11607/prd.2983

5. Parodontalerkrankungen + Zirkon

Kniha K, Milz S, Kniha H, Ayoub N, Hölzle F, Modabber A.:

Peri-implant Crestal Bone Changes Around Zirconia Implants in Periodontally Healthy and Compromised Patients.

The International Journal of Oral and Maxillofacial Implants. 2018;33(1):217–222. Epub 2017 Oct 13. https://doi.org/10.11607/jomi.5598

6. Bruch bei kleinem Durchmesser und Festigkeit

Karl M., Scherg S., Grobecker-Karl T.:
Fracture of Reduced-Diameter Zirconia Dental Implants Following Repeated Insertion.
The International Journal of Oral and Maxillofacial Implants. 2017 Sep/Oct;32(5):971-975. https://doi.org/10.11607/jomi.5592

Gahlert M., Burtscher D., Grunert I., Kniha H., Steinhauser E.:
Failure analysis of fractured dental zirconia implants.
Clinical Oral Implants Research. 23 (2012), pp. 287-293. https://doi.org/10.1111/j.1600-0501.2011.02206.x

Crunivel, D. R., Silveira R. E., Galo R., Alandia-Román C. C., de Carvalho Panzeri Pires-de-Souza F., Panzeri H.:
Analysis of Stress and Fracture Strength of Zirconia Implants after Cyclic Loading.
Materials Research. 2015; 18(5): 1082-1088. https://doi.org/10.1590/1516-1439.010815

7. Titan im Gewebe und Überempfindlichkeiten

Weingart D., Steinemann S., Schilli W., Strub J.R., Hellerich U., Assenmacher J., et al.:
Titanium deposition in regional lymph nodes after insertion of titanium screw implants in the maxillofacial region.
International Journal of Oral & Maxillofacial Surgery. 1994, Volume 23, Issue 6, Part 2, Pages 450-452. https://doi.org/10.1016/S0901-5027(05)80045-1

Lalor P. A., Revell P. A., Gray A. B., Wright S., Railton G. B., Freeman M. A.:
Sensitivity to titanium. A cause of implant failure?
Journal of Bone and Joint Surgery – Series B. Volume 73, Issue 1, 1991, Pages 25-28. https://doi.org/10.1302/0301-620X.73B1.1991768

Sicilia A., Cuesta S., Coma G., Arregui I., Guisasola C., Ruiz E., Maestro A.:
Titanium allergy in dental implant patients: A clinical study on 1500 consecutive patients.
Clinical Oral Implants Research. 2008. Volume19, Issue 8, pages 823-835. https://doi.org/10.1111/j.1600-0501.2008.01544.x

Über den Autor

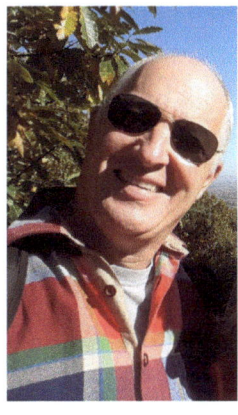

Dr. med.dent. Rolf Fankidejski, MMSc.
Master of Science in Implantology and Periodontology
Spezialist für Implantologie
Eisenbahnstr. 53
67459 Böhl-Iggelheim
Deutschland
Tel: (+49) 0632476850

Als besonderer Behandlungsschwerpunkt beschäftigt sich Dr. Fankidejski MMSc. seit 1989 mit Implantaten in der Zahnmedizin. Innovative Verfahren der Implantologie verhelfen schnell zu neuen festen Zähnen. Die biologische Zahnmedizin steht heute im Vordergrund, da sie die Auswirkung auf die Gesamtgesundheit beachtet.

2007 absolvierte Dr. Fankidejski nach 2-jähriger Spezialistenausbildung die Prüfung zum „Master of Science in Oral Implantology". 2016 folgte dann noch das Masterstudium in Parodontologie.

Die Sofortbelastung von Zahnimplantaten (seit 2004) und die ästhetische Implantologie sind seine Spezialgebiete. Die akribische Planung mit 3D-Röntgenbildern und virtueller Implantation machen Behandlungen vorab voraussagbar. 3D-Bohrschablonen erlauben oft ein Implantieren ohne Schnitt und Naht.

Durch die immer wichtiger werdende Auswahl von biokompatiblen Materialien verwendet Dr. Fankidejski heute hauptsächlich Keramikimplantate aus Zirkoniumdioxid. Die Behandlungssystematik von Dr. Volz (Kreuzlingen) mit den von ihm entwickelten Keramikimplantaten stellte hier einen großen Durchbruch dar.

Die Eliminierung von Störfeldern im Mund führt oft zu erstaunlichen Heilerfolgen. Selbst bei kritischem Knochenvolumen können durch die sog. „bone growing implants" Knochenaufbaumaßnahmen biologisch ohne Fremdmaterialien und/oder Knochenblockentnahmen durchgeführt werden.

Die systematische Individualprophylaxe hat Dr. Fankidejski seit 1989 nach der Systematik von Zahnarzt Georg Scherpf (Berlin) zum Behandlungsschwerpunkt gemacht. Als Absolvent aller Kurse bei Prof. Gutowski hat Dr. Fankidejski als weiterer Behandlungsschwerpunkt den funktionellen und ästhetischen Zahnersatz. Heute wird dieser allerdings stets metallfrei aus Vollkeramik hergestellt.

Biologische Zahnheilkunde und Keramikimplantate

Risiken vorbeugen

Gesundheit sichern

www.keramikimplantate-gesundheit.de